Zierden, Mayr

F. X. Mayr-Kur – Das Basisbuch

F.X. Mayr-Kur – Das Basisbuch

Der Begleiter für Ihre persönliche Entgiftungskur

Dr. med. Irmgard Zierden, Peter Mayr

TRIAS

Bibliografische Information der Deutschen Nationalbibliothek

Die Deutsche Nationalbibliothek verzeichnet diese Publikation in der Deutschen Nationalbibliografie; detaillierte bibliografische Daten sind im Internet über http://dnb.d-nb.de abrufbar.

3. überarbeitete Auflage

Rüdigerstr. 14
70469 Stuttgart
Deutschland

www.trias-verlag.de

Printed in Germany

Programmplanung: Uta Spieldiener
Projektmanagement: Annalena Müller
Umschlaggestaltung:
CYCLUS · Visuelle Kommunikation, Stuttgart
Bildnachweis:
Umschlagfoto: Meike Bergmann, Berlin
Zeichnungen: Nadja Stadelmann, Luzern
Satz: Ziegler und Müller, text form files, Kirchentellinsfurt
Druck: Westermann Druck Zwickau GmbH, Zwickau

ISBN 978-3-432-11253-4 1 2 3 4 5 6

Auch erhältlich als E-Book:
eISBN (epub) 978-3-432-11254-1

Wichtiger Hinweis: Wie jede Wissenschaft ist die Medizin ständigen Entwicklungen unterworfen. Forschung und klinische Erfahrung erweitern unsere Erkenntnisse. Ganz besonders gilt das für die Behandlung und die medikamentöse Therapie. Bei allen in diesem Werk erwähnten Dosierungen oder Applikationen, bei Rezepten und Übungsanleitungen, bei Empfehlungen und Tipps dürfen Sie darauf vertrauen: Autoren, Herausgeber und Verlag haben große Sorgfalt darauf verwandt, dass diese Angaben dem Wissensstand bei Fertigstellung des Werkes entsprechen. Rezepte werden gekocht und ausprobiert. Übungen und Übungsreihen haben sich in der Praxis erfolgreich bewährt.

Eine Garantie kann jedoch nicht übernommen werden. Eine Haftung des Autors, des Verlags oder seiner Beauftragten für Personen-, Sach- oder Vermögensschäden ist ausgeschlossen.

Geschützte Warennamen (Warenzeichen ®) werden nicht immer besonders kenntlich gemacht. Aus dem Fehlen eines solchen Hinweises kann also nicht geschlossen werden, dass es sich um einen freien Warennamen handelt.

Datenschutz: Wo datenschutzrechtlich erforderlich, wurden die Namen und weitere Daten von Personen redaktionell verändert (Tarnnamen). Dies ist grundsätzlich der Fall bei Patienten, ihren Angehörigen und Freunden, z. T. auch bei weiteren Personen, die z. B. in die Behandlung von Patienten eingebunden sind.

Die Autoren

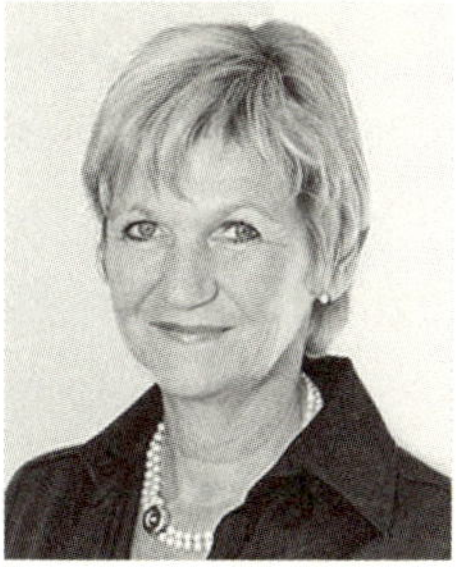

Dr. med. Irmgard Zierden ist Gynäkologin und erfahrene Mayr-Ärztin. In ihrer Praxis in Köln setzt sie auf einen ganzheitlichen Therapieansatz, bei dem Schulmedizin und Naturheilverfahren ineinandergreifen. Mithilfe der Modernen Mayr-Medizin, ergänzt durch Akupunktur, Phyto- und Orthomolekulare Medizin, unterstützt sie Frauen dabei, ein gesundes und vitales Leben zu führen. Darüber hinaus teilt Irmgard Zierden ihr Wissen und ihre Erfahrungen auch als Referentin bei verschiedenen Veranstaltungen rund um das Thema Frauengesundheit.

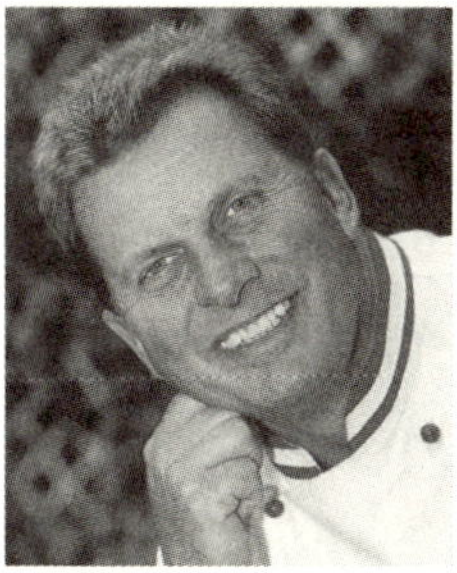

Peter Mayr war von 1976 bis 2003 Chefkoch im Gesundheitszentrum Golfhotel am Wörthersee und entwickelte mit Dr. Erich Rauch die Grundlagen der Milden Ableitungsdiät. Er ist Autor von über 20 Ernährungsbüchern. Peter Mayr ist Lehrbeauftragter und Prüfer der Wirtschaftskammer und ist Begründer der Kochschule Gustogenese. Als Ernährungsberater und Coach kann er von sämtlichen Gesundheitsbetrieben und Kurhotels zu Schulungen gebucht werden. Peter Mayr ist Ehrenmitglied der internationalen Gesellschaft der Mayr-Ärzte.

Inhalt

Kapitel 1: Einführung 9

Warum F.X. Mayr? 10

Nicht krank und trotzdem ohne Energie? 11
Was hat die Moderne Mayr-Medizin zu bieten? 12
Die Bedeutung unseres Darms 15
Der Darm ist die Zentrale unserer Immunabwehr 23
Der Darm ist unser zweites Gehirn 26

Grundlagen der Mayr-Medizin 29

Diät nach F.X. Mayr 30
Die Heilprinzipien einer Mayr-Kur 33

Kapitel 2: Vorbereitung 51

Die Planungsphase 52

Das Wo und das Wie lange sind entscheidend 52
Der erste Besuch bei einem Mayr-Arzt 58
Die Vorkur 71

Kapitel 3: Der Kurfahrplan 75

Der Mayr-Kur-Tag 76

Starten mit Bittersalz 76
Abpuffern mit Basenpulver 76
Bewegung tut gut 77
Das Frühstück 78
Trinken, trinken, trinken 79
Das Mittagessen 79
Der Nachmittag 80
Das Abendessen 81

Die erste Woche 82

Frische Produkte 85
Lebensmittel richtig lagern 85
Einkauf im Supermarkt und trotzdem Bio 86
Woran Sie noch denken müssen 86
Welche Teesorten? 87
Tag für Tag: Tag 1 bis 7 89
Die erste Woche: Was ist anders und was hilft? 115

Die zweite Woche 117

Tag für Tag: Tag 8 bis 14 119

Die dritte Woche 145

Tag für Tag: Tag 15 bis 21 148

Die Umgewöhnung 166

So unterstützen Sie Ihren Darm 166
Die Ernährung 167
Wie geht es im Alltag weiter? 168

Kapitel 4: Rezepte 177

Vorkur und 1. Woche 178

2. Woche 192

3. Woche 198

Nachkur 207

Literaturverzeichnis 217

Sachverzeichnis 218

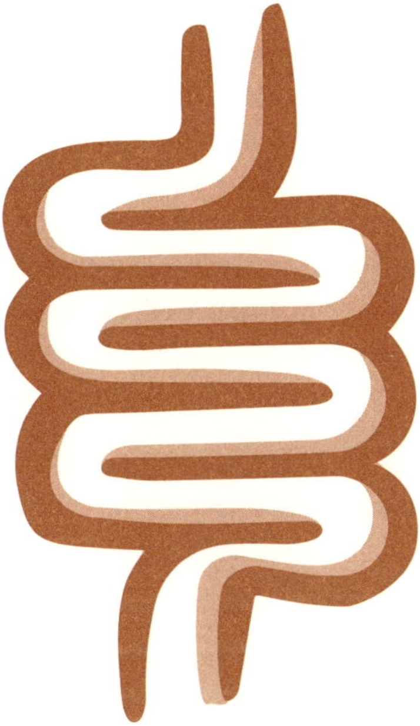

Kapitel 1
Einführung

Im ersten Teil des Buches vermitteln wir Ihnen alles, was Sie über Ihren Körper in Bezug auf die Mayr-Kur wissen müssen, damit Sie später verstehen, warum Sie etwas tun oder etwas anderes besser lassen sollten.

Warum F. X. Mayr?

Kennen Sie das auch? Sie werden morgens früh wach und denken über den kommenden Tag nach: Frühstück machen, Spülmaschine einräumen, die Kinder zur Schule bringen, zur Arbeit hetzen, das Telefon klingelt pausenlos, ständig will jemand etwas von Ihnen, dann nach Hause, die ganze Hausarbeit und so weiter und so weiter ... Und Sie denken: »Ich habe keine Lust auf diesen Tag! Mir fehlt der Schwung, ich bin ständig müde und weiß nicht, warum. Ich habe auch keine Lust mehr, mich in meiner Freizeit mit meinen Freundinnen zu treffen. Ich habe keine Lust zum Sport und auch nicht mehr zum Sex.«

Sie merken, dass Ihre Vitalität schwindet, und beim Blick in den Spiegel fühlen Sie sich nicht mehr attraktiv. Ihre Haut wirkt aufgeschwommen, die ersten Falten zeigen sich, und Sie bekommen Ihr Gewicht einfach nicht in den Griff.

Das ist übrigens kein typisches Frauenproblem – Männern geht es ähnlich. Auch sie spüren die schwindende Fitness und die zunehmende Erschöpfung. Egal, ob Manager oder Angestellter, das Gefühl ist immer das gleiche: »Es wird mir alles zu viel.« Doch ohne Lebensenergie, ohne innere Begeisterung, ohne Antrieb können Sie weder privat noch beruflich etwas bewegen.

Zunehmende Erschöpfung, Antriebslosigkeit und ein instabiles Immunsystem können auf eine mangelnde Verdauungsleistung zurückgeführt werden.

Hinzu kommen dann noch körperliche Beschwerden: Infekte kehren immer wieder, Sie bekommen eine Erkältung nach der anderen. Heuschnupfen und Allergien verderben Ihnen den Spaß an Frühling und Sommer, Lebensmittelunverträglichkeiten schränken die Freude am Essen ein. Blähungen und nach jeder Mahlzeit ein unangenehmes

Völlegefühl plagen Sie. Oder aber eine Migräne schaltet Sie für mehrere Tage im Monat aus, Sie haben vielleicht Muskelverspannungen oder immer wieder Kreuzschmerzen.

Das alles sind deutliche Anzeichen dafür, dass in Ihrem Körper etwas nicht stimmt. Sie fühlen sich krank, obwohl Sie offensichtlich nicht unter einer schweren Erkrankung leiden. Also gehen Sie schließlich zu einem Arzt oder einer Ärztin und lassen sich gründlich untersuchen.

Doch was ist, wenn Laborwerte, EKG, Ultraschall und Röntgenbilder keinerlei Hinweise geben und Sie nach schulmedizinischer Diagnose ganz und gar gesund sind?

Nicht krank und trotzdem ohne Energie?

Sicherlich freuen Sie sich, wenn keine schwerwiegende Erkrankung diagnostiziert wurde. Aber das Unbehagen und die einen oder anderen Symptome bleiben. Gesundheit ist eben doch mehr als die Abwesenheit von Krankheit. Und sie ist genau das Gegenteil dessen, was bisher beschrieben wurde.

Gesundheit bedeutet zum Beispiel für einen Manager, mit Freude und vielen innovativen Ideen einen großen Betrieb zu leiten und dann noch Zeit und Spaß an regelmäßigem Joggen zu haben. Gesundheit bedeutet für eine berufstätige Mutter, den Haushalt, die Kinder und den Beruf mit Energie und Schwung im Griff zu haben und dennoch abends mit Freunden ins Theater oder ins Kino gehen zu können.

Utopisch, meinen Sie? Warum sollen Gesundheit und Lebensfreude utopisch sein? Wir müssen unseren Körper nur in die Lage versetzen, Energie zu tanken.

Die Kombination aus gesunden Lebensmitteln, einer entsprechenden Zubereitung und einer guten Verdauungsleistung sorgt für eine optimale Ernährung.

Energie bezieht unser Körper vor allem aus der Nahrung, und die wichtigste Stelle zum Auftanken ist unser Verdauungssystem. Der Darm vermag uns all die wichtigen Nährstoffe zuzuführen, die wir für unsere Vitalität brauchen. Hochwertige Lebensmittel sind wichtig, aber was nützen uns all die Vitamine, Mineralien, Aminosäuren und Spurenelemente, wenn der Darm sie nur ungenügend aufnehmen kann? Eine regelmäßige Pflege des Verdauungsapparats ist daher die Voraussetzung für Vitalität und Lebensfreude. Wie Sie Ihren Darm pflegen können, erfahren Sie in diesem Buch.

Pflegen Sie Ihren Körper, Sie haben nur den einen!

Viele Menschen neigen dazu, ihr eigenes Auto mehr zu pflegen als sich selbst. Der Wagen wird regelmäßig zur Inspektion gebracht, das Öl wird gewechselt, und ist etwas kaputt, wird es selbstverständlich repariert. Autoliebhaber warten und hegen ihren Schatz, damit er möglichst lange hält und zu einem schönen ansehnlichen Oldtimer wird.

Um wie viel nachlässiger gehen wir doch oft mit unserem Körper um. Und das, obwohl auch unser Organismus, insbesondere unser Verdauungssystem, regelmäßige Pflege benötigt. Wenn Sie sich also um Ihren Darm kümmern, erhalten Sie nicht nur Ihre Vitalität, Sie gewinnen sie bei bereits bestehenden Beschwerden auch wieder zurück. Hier liegt die Chance, gut gelaunt, gesund und vital alt zu werden. Und genau an dieser Stelle setzt die Mayr-Therapie an.

Was hat die Moderne Mayr-Medizin zu bieten?

Die Grundsätze von F.X. Mayr dienen im Idealfall der Prävention, sie sorgen für die Gesunderhaltung des Körpers. Viele Patienten kommen jedoch erst zu einer Mayr-Ärztin oder einem Mayr-Arzt, wenn sie bereits erkrankt sind. In diesem Fall bietet die Mayr-Therapie alternativ zur Schulmedizin eine ganzheitliche Behandlung ihrer Beschwerden.

Die Schulmedizin bietet uns zur Therapie von Krankheiten lediglich Medikamente und Operationen an. Bei der Behandlung interessiert nur der Bereich, der nicht mehr so funktioniert, wie er eigentlich sollte. Bei Kopfschmerzen werden Schmerzmittel verordnet, bei Verstopfung Abführmittel, in ein schmerzendes Gelenk wird eine Spritze gesetzt, Heuschnupfen wird mit Antiallergika behandelt, bei Blasenschwäche wird die Gebärmutter entfernt und so weiter und so weiter. Die Frage »Warum?« stellt sich in der Regel nur selten, eine ganzheitliche Ursachenforschung wird in der Schulmedizin nicht betrieben. Und wenn, dann werden in den meisten Fällen Stress und psychische Belastungen für die Beschwerden verantwortlich gemacht.

Die Moderne Mayr-Medizin ist eine ganzheitliche Methode. Sie beschränkt sich in Diagnose und Behandlung nicht auf ein Organ oder ein Symptom, sondern sieht den Organismus als Ganzes und sucht nach den Zusammenhängen.

Sie haben es in der Hand

In der heutigen Zeit ist eine zunehmende Zahl von Patienten nicht mehr bereit, nur Pillen zu schlucken oder, salopp gesagt, »sich unters Messer zu legen«. Viele möchten ihre Gesundheit selbst in die Hand nehmen, selbst etwas zur Verbesserung ihrer Beschwerden beitragen, auch wenn dieser Weg vielleicht zunächst unbequemer erscheint.

Diese Haltung ist die beste Voraussetzung für eine Behandlung mit der Modernen Mayr-Medizin. Im Gegensatz zur Schulmedizin sollen hier die Patienten selbst aktiv werden und nicht alle Verantwortung dem Arzt überlassen. Patient und Arzt werden zu einem idealen Team, und zum Gelingen der Therapie leistet jeder seinen Beitrag: der Arzt durch sein Wissen und durch seine Unterstützung, der Patient durch die Anwendung der Therapie.

Da sich während einer Mayr-Kur in der Regel schon nach recht kurzer Zeit eine Besserung der Beschwerden und ein Gefühl des Wohlbefindens einstellen, steigt die Bereitschaft der Patienten, diese Maßnahmen auch weiter durchzuführen. Die Kur wird Sie für die Erhaltung Ihrer Gesundheit begeistern, und Sie werden feststellen, dass es einen alternativen Weg gibt, Beschwerden und Krankheiten zu behandeln.

Wenn die Schulmedizin an ihre Grenzen stößt, kann die Moderne Mayr-Medizin oft weiterhelfen. Bei ganz unterschiedlichen Erkrankungen gibt es gute Heilerfolge.

Hier hilft die Mayr-Therapie

- Störungen der Verdauungsfunktionen wie Blähungen, Völlegefühl, Reizdarm, Verstopfung, Sodbrennen, Magenschmerzen etc.
- Störungen des Immunsystems wie häufige Infekte
- Heuschnupfen, Neurodermitis, Lebensmittelunverträglichkeiten und Allergien mit anderen Erscheinungsbildern
- Migräne
- Muskelverspannungen, Nacken- und Kreuzschmerzen, Fibromyalgie (Weichteilrheumatismus), Bandscheibenvorfall etc.
- Übergewicht mit den Folgeerkrankungen wie Bluthochdruck, Gelenkschmerzen, diabetischer Stoffwechsellage etc.
- frauenspezifische Beschwerden wie ungewollte Kinderlosigkeit, Menstruationsbeschwerden, prämenstruelles Syndrom, Harninkontinenz, Wechseljahresprobleme
- Rheuma, Gicht, Arthrose
- Burn-out-Syndrom

Wo greift die Mayr-Medizin?

Natürlich kann eine Mayr-Therapie allein nicht alles heilen. Es wird immer Bereiche geben, wo zunächst die Schulmedizin ihre Domäne hat, zum Beispiel in der Unfallchirurgie oder bei lebensbedrohenden Erkrankungen. Mayr-Medizin und Schulmedizin können einander jedoch ergänzen, denn auch nach der Behandlung einer Krankheit durch schulmedizinische Maßnahmen ist zur Gesunderhaltung oftmals eine Umstellung der Lebensweise notwendig. Die Mayr-Medizin gibt in diesen Fällen sinnvolle Hilfestellung.

Eine Mayr-Therapie ist also einerseits als Prävention sinnvoll, andererseits als Ergänzung zu schulmedizinischen Maßnahmen und bei Beschwerden, bei denen die Schulmedizin an ihre Grenzen stößt (siehe Kasten gegenüber).

Aber was haben Migräne, Rheuma, ein geschwächtes Immunsystem und Harninkontinenz gemeinsam? Sehr viel, wie Sie noch erfahren werden, denn alle haben mit dem Darm zu tun. Der Darm ist sozusagen das Zentrallabor unseres Organismus.

Die Bedeutung unseres Darms

Wir denken selten über unser Verdauungssystem nach. Es erscheint uns vielleicht wie eine Art Müllabfuhr, deren Eigenleben wir nicht willentlich beeinflussen können. Wir nehmen Nahrung auf, die dann in anderer Form durch den Darmausgang wieder ausgeschieden wird. Dabei bleibt uns die lebenswichtige Rolle, die der Darm in unserem täglichen Leben innehat, verborgen. Dabei ist er unser Garant für ein gut funktionierendes Immunsystem und hat die Rolle eines »zweiten Gehirns«.

Die nachfolgenden Informationen sollen Ihnen die Funktion des Darms vor Augen führen. Sie werden ihn und seine Aufgaben besser kennenlernen, und es wird Ihnen leichter fallen, auf seine Signale zu hören.

Die Quelle unserer Lebensenergie

Tagtäglich versorgt uns der Darm mit Eiweiß, Kohlehydraten, Fetten, Mineralien, Vitaminen und Spurenelementen, also mit allem, was unsere Zellen zum Funktionieren brauchen. Er vermag unterschiedliche Lebensmittel wie ein Stück Fleisch, einen Apfel oder eine Scheibe Brot in kleinste Teilchen zu zerlegen und aufzunehmen. Daraus werden Millionen von Aufbaustoffen, zum Beispiel Fett für die Nervenhüllen und Zucker für die Zellen.

Wie unser Frühstück den Körper passiert

Um zu verstehen, was unser Verdauungsapparat tagtäglich leistet, sollten wir einmal den Weg eines Nahrungsmittels vom Mund bis zum Darmausgang begleiten:

7.00 Uhr

Wir essen ein Brot mit Quark und Erdbeermarmelade. Durch intensives Kauen wird das Brot zunächst zerkleinert. Je besser Sie kauen, umso größer wird die Oberfläche der Nahrung, wodurch Sie die Angriffsfläche für die Zerlegung der Nahrungsbestandteile in lebenswichtige Bausteine vergrößern. Denn der Speichel enthält Enzyme, die die Kohlehydrate des Brots wie eine Schere zerschneiden. Heraus kommen Zuckermoleküle.

7.15 Uhr

Das zerkleinerte Frühstücksbrot wandert portionsweise durch die Speiseröhre zum Magen. Jeder zerkaute Bissen benötigt nur 6 Sekunden, um die 25 cm lange Speiseröhre zu passieren. Die Aufgabe des Magens besteht nun darin, den Nahrungsbrei weiter zu zerkleinern und zu durchmischen. Die von speziellen Zellen in der Magenschleimhaut produzierte Salzsäure tötet eingedrungene Bakterien ab. Ein weiterer Stoff, Pepsin, spaltet die im Quark enthaltenen Proteine. Wenn Sie jedoch zu schnell gegessen haben, können die Verdauungssäfte die großen Brocken der Nahrung nicht richtig aufschließen, die wertvollen Bausteine gehen zum Teil verloren.

Der Nahrungsbrei wird nun eine ganze Zeit durchgeknetet und vermischt.

9.45 Uhr

Die geknetete Nahrung wird jetzt portionsweise an den Dünndarm abgegeben. Hier finden nun die wichtigsten Umwandlungsprozesse statt. Die Nahrung wird weiter zerkleinert, aufgenommen und über Blutbahnen und Lymphe dem Körper zur Verfügung gestellt. Schädliche Stoffe, wie zu große Moleküle, Chemikalien oder bakterielle Gifte, werden als solche erkannt und nicht aufgenommen. Immunzellen in den sogenannten Peyer'schen Plaques des Zwölffingerdarms übernehmen diese Aufgabe und sorgen dafür, dass Abwehrzellen diese Eindringlinge zerstören. Bei Allergien ist diese Barriere allerdings gestört.

Die Schleimhaut des Dünndarms ist mit vielen kleinen Borsten, sogenannten Zotten, besetzt, dadurch wird seine Oberfläche auf das 600fache (!) vergrößert. In den obersten Teil des Dünndarms mündet der Gang der Bauchspeicheldrüse. Deren Enzyme Trypsin und Chymotrypsin spalten das Eiweiß aus dem Quark; Amylasen und Maltasen bauen die Kohlehydrate des Brots zu Zucker um; Lipasen spalten das Fett aus dem Quark in Fettsäuren.

Insulin, welches ebenfalls in der Bauchspeicheldrüse produziert wird, sorgt dafür, das der Zucker der Erdbeermarmelade aus dem Blut in die Zellen gelangt.

Die Leber übernimmt bei der Verdauung über 500 verschiedene Aufgaben. Sie filtert Giftstoffe aus, verarbeitet Nährstoffe und produziert Galle, die in der Gallenblase gespeichert wird. Galle löst größere Fetttropfen in kleinere auf, sodass die fettverdauenden Enzyme eine Angriffsfläche haben.

10.15 Uhr

Nur 30 Minuten benötigt der Dünndarm, um 90 Prozent des Frühstücksbrotes in Nahrungsbausteine umzuwandeln und aufzunehmen.

Die Reste des Frühstücks wandern weiter in den Dickdarm. Dazu gehören Fasern, wasserlösliche Vitamine, Salze, Wasser und Zellen der Dünndarmschleimhaut, die während der intensiven Arbeit abgeschilfert wurden.

Der Dickdarm ist Lebensraum für Billionen von Bakterien, die unter anderem Nahrungsreste, zum Beispiel Pflanzenfasern, weiter abbauen und außerdem B- und K-Vitamine herstellen. Man nennt diese Bakterien probiotisch, das heißt lebensfreundlich. Der Dickdarm entzieht dem Nahrungsbrei Wasser und dickt ihn so zu einer Stuhlmasse ein. Außerdem produziert er einen schützenden Schleim für den Transport.

Während dieser Arbeit entstehen Gase, die bei normal funktionierender Verdauung wieder aufgenommen oder von den Bakterien verbraucht werden. Bei Fehlverdauungsvorgängen können diese Gase jedoch unangenehme Bauchschmerzen und Blähungen verursachen.

7.00 Uhr am nächsten Morgen

Jetzt sind von dem Frühstücksbrot des Vortages nur noch Fasern und Bakterien übrig. Der Mastdarm signalisiert uns schließlich, die Toilette aufzusuchen, um die Frühstücksreste loszuwerden.

Von der Fehlverdauung bis zur Krankheit

Leider funktioniert unser Verdauungssystem in vielen Fällen nicht so vorbildlich wie beschrieben. Fehler im Ernährungsverhalten und Einflüsse von außen führen zu Fehlverdauungsprozessen mit den entsprechenden Konsequenzen für unsere Gesundheit.

Wenn wir verstehen wollen, wie es zu Verdauungsstörungen und damit zur Beeinträchtigung unserer Gesundheit kommen kann, müssen wir uns Gedanken über die Ursachen machen.

Wenn wir zu schnell, zu spät, zu oft und zu viel essen, wird der Darm überfordert und es kommt zur Fehlverdauung. Die Nahrung kann nicht mehr optimal aufgeschlüsselt werden, Gärungs- und Fäulnisprozesse sind die Folge.

Zu spät Es ist wichtig zu wissen, dass auch der Darm einem Tagesrhythmus unterliegt. Auch er ist am Abend erschöpft und möchte sich lieber ausruhen, stattdessen verlangen wir ihm oft zu später Stunde noch Höchstleistungen ab. Viele Berufstätige nehmen am Abend ihre Hauptmahlzeit ein. Trifft man sich abends mit Freunden, geht man essen, und auch in vielen Familien fällt das Abendessen sehr üppig aus. Salat und Obst am Abend können nicht so schnell wie am Tag verarbeitet werden, der Nahrungsbrei verbleibt länger im Darm, und dies führt zu Gärungsprozessen. Wenn wir also regelmäßig dem Darm diese Verdauungsarbeit in einer Phase abfordern, in der er leistungsschwach ist, überfordern wir ihn. Fehlleistungen sind die Folge, die Nahrung wird nicht mehr komplett aufgeschlüsselt.

Zu oft Sie überfordern Ihren Darm auch, wenn Sie mehr als drei Mahlzeiten täglich zu sich nehmen. Die vielen kleinen Zwischenmahlzeiten lassen dem Darm keine Möglichkeit zur Regeneration. Hier ein Apfel, da mal ein Joghurt, dann ein Müsliriegel oder ein Stück Schokolade: Es sollte Ihnen bewusst sein, dass Sie dem Darm bei der Verdauungsarbeit keine Pause gönnen. Dieser benötigt jedoch zwischen den einzelnen Mahlzeiten ausreichend Zeit, um sich selbst zu reinigen. Geschieht dies nicht, kommt es zu Verschmutzungen in den einzelnen Darmabschnitten und zu Funktionseinschränkungen.

Stellen Sie sich doch einfach mal vor, Sie müssten den ganzen Tag ohne Unterbrechung arbeiten. Auch Sie wären verständlicherweise recht bald überfordert, und Ihre Leistungen wären nur noch mittelmäßig.

Zu schnell Oft fehlt uns auch die Ruhe und die Zeit zum Essen. Statt die Mahlzeit zu genießen, essen wir in Eile oder »to go« und kauen die Nahrung nur ungenügend durch. Wie viele Menschen behaupten, dass sie gern essen – in Wirklichkeit aber schlingen sie die Mahlzeit in Windeseile hinunter.

Ungenügend zerkaute Nahrung kann aber nicht ausreichend aufgeschlüsselt werden. Größere Bausteine verbleiben länger im Darm, wo sie von Bakterien belagert und zersetzt werden. Je nachdem, ob es sich dabei um Kohlehydrate oder Eiweiß handelt, kommt es zu Gärung oder Fäulnis. Endprodukt der Gärung von Kohlehydraten sind Fuselalkohole wie Propanol und Äthanol sowie Gase und Säuren. Endprodukt der Fäulnis von Eiweiß sind hoch giftige Substanzen wie Kadaverin, Skatol und Putrescin. Die Situation in Ihrem Darm ist dann vergleichbar mit einer aufgeheizten Speisekammer, in der die Lebensmittel verkommen.

Der Teufelskreis Fehlverdauung Eine Überforderung des Darms führt also zu Fehlverdauungsprozessen, die Gärung und Fäulnis zur Folge haben. Doch damit nicht genug: Die durch die Fehlverdauung entstandenen hochgiftigen Stoffe schädigen ihrerseits wieder den Darm. Gase blähen ihn auf, andere Gifte führen zu entzündlichen Veränderungen, die den Darm verengen. Da manche Darmabschnitte nun zu weit oder zu eng gestellt sind, kommt es zur Verzögerung bei der Passage der Lebensmittel. Der Nahrungsbrei verbleibt zu lange im Verdauungsapparat, was erneut Fehlverdauungen mit Gärung und Fäulnis zur Folge hat.

Dieser Teufelskreis führt zu einer Störung der gesamten Verdauungsleistung, die einzelnen Bausteine können nicht mehr vollständig aufgenommen werden. Sie können sich noch so gut mit wertvollen Lebensmitteln ernähren – wenn der Nahrungsfilter nur eingeschränkt funktioniert, wird der Effekt zu wünschen übrig lassen. Die unzureichende Zufuhr mit Vitalstoffen wird sich im Organismus bemerkbar machen.

Patienten berichten immer wieder, dass sie sich gesund ernähren und Sport treiben, aber trotzdem erschöpft sind, an Vitalität verlieren oder unter Konzentrationsstörungen leiden. Gärung, Fäulnis, Stagnationen des Nahrungsbreis und die unmittelbare Wirkung der Gifte verursachen Beschwerden wie Völlegefühl, Aufstoßen, Blähungen, Verstopfung oder Reizdarm.

Ist Ihr Darm o.k.?

Sehr aufschlussreich und überhaupt nicht peinlich ist der tägliche Blick in die Toilettenschüssel, um die Beschaffenheit des Stuhls zu kontrollieren. Sie bekommen dadurch ein Gefühl dafür, ob es Ihrem Darm gut geht oder ob Sie etwas für ihn tun sollten.

Der Spinattest

Essen Sie mittags eine große Portion Spinat ohne Beilagen. Nach wie vielen Stunden haben Sie noch einen grünlich verfärbten Stuhlgang? Es sollten nicht mehr als 24 Stunden sein, sonst liegt eine Passagestörung vor.

Der Tauchtest

Normaler Stuhl geht im Wasser unter. Bei verstärkter Gärung durch Fehlverdauung kommt es zu Gasbeimengungen: Der Stuhl schwimmt oben.

Der Papiertest

Bei normaler Verdauung hinterlässt der Stuhl keine Spuren am After. Stuhlreste beim Säubern durch Toilettenpapier weisen auf Fehlverdauungsprozesse hin.

Der Blicktest

Normaler Stuhl hat eine glatte Oberfläche und ist wie eine Wurst geformt.

Selbstvergiftung aus dem Darm

Störungen des Verdauungsapparats, auch Enteropathie genannt, haben weit reichende Konsequenzen für den gesamten Stoffwechsel. Nicht nur, dass es zu einer schlechteren Versorgung der Zellen mit Nährstoffen kommt, auch das Ausscheidungspotenzial des Darms geht zurück. Die Endprodukte des Zellstoffwechsels, die ausgeschieden werden sollten, lagern sich in der Grundsubstanz, im Gewebe, ab. Man bezeichnet diesen Zustand in der Mayr-Medizin als Verschlackung.

Die Schlacken blockieren nun den Weg der Nährstoffe vom Blutgefäß zu den Zellen. In der Folge verkümmern die Zellen und sterben sogar ab.

Wie Zellen sterben, können wir an unserer Haut ablesen. Cellulitis und Faltenbildung sind die Folge einer gestörten Verdauungsleistung mit fortschreitender Verschlackung.

Durch die Zersetzungsvorgänge bilden sich Toxine, die ihrerseits die Schleimhaut des Darms angreifen. Sie wird »löchriger«, infolgedessen können die Toxine in den Blutkreislauf gelangen und im gesamten Organismus Schäden verursachen. Der Weg geht über die Leber, und obwohl diese zur Entgiftung beiträgt, ist sie oft überfordert – die Menge der Toxine ist einfach zu groß. So kommt es zu einer Selbstvergiftung aus dem Darm, die zunächst zu Erschöpfung, Müdigkeit und Konzentrationsstörungen führt. Wirken die Toxine weiter auf den Gesamtorganismus ein, verstärken sich die Krankheitssymptome. Muskelverspannungen, Gelenkschmerzen, aber auch Erkrankungen wie zum Beispiel Rheuma, Allergien oder Menstruationsbeschwerden sind nicht selten.

Der Darm ist die Zentrale unserer Immunabwehr

70 Prozent der Immunzellen haben ihren Sitz im Darm. Tagtäglich steht diese Truppe bereit, um Krankheitserreger, die mit der Nahrung aufgenommen werden, zu erkennen und zu vernichten.

Aber auch die Enzyme im Speichel, die Salzsäure des Magens, das basische Milieu des Dünndarms und die »guten« Dickdarmbakterien bekämpfen die fremden Eindringlinge.

Falls diese Wächter versagen, entledigt sich der Darm durch verstärkte Ausscheidung der krankheitsverursachenden Erreger. Dann kommt es zu einem kräftigen Durchfall im Rahmen einer Darmgrippe.

Die Schutzfunktion des Darms

Unser Immunsystem basiert auf einem guten Funktionieren des Darms. Er bildet innerhalb des Körpers die größte Fläche, über die wir Kontakt mit der Außenwelt haben, und er muss erkennen, welcher Kategorie zum Beispiel das im Nahrungsbrei vorhandene Eiweiß zuzuordnen ist. Es gilt zu unterscheiden: Ist das Eiweiß tierischen Ursprungs? Dann kann es trotzdem Teil unserer Ernährung sein. Oder ist es ein Bestandteil möglicher Erreger und damit für uns gefährlich?

Die Aufgabe des Verdauungsapparats liegt darin, die Lebensmittel so weit abzubauen, dass sie für uns keine Fremdkörper mehr darstellen. So werden Eiweiße in kleinste Bausteine zerlegt, in Aminosäuren, die vom Körper ohne Probleme als Nährstoffe aufgenommen werden können.

Der Darm schafft die Voraussetzung dafür, dass fremde Substanzen, die wir über die Nahrung zu uns nehmen, vom Körper aufgenommen und nicht abgestoßen werden.

Erreger hingegen werden durch spezielle Abwehrzellen zerstört und dann ausgeschieden. Die Peyer'schen Plaques, unzählige winzige kleine Lymphknoten in der Dünndarmschleimhaut, produzieren diese Abwehrzellen.

Im Dickdarm leben Bakterien, die einerseits die Verdauung unterstützen und andererseits als Teil unseres Immunsystems körperfremde Bakterien abwehren. Diese Bakterien stellen die Schutzpolizei gegen Infektionen dar. Dazu zählen unter anderem Laktobazillen und Bifidobakterien. Das ausgeglichene Verhältnis zwischen den verschiedenen Bakterienstämmen im Darm ist Teil unseres Immunsystems. Es schützt unseren Organismus vor Infektionskrankheiten.

Wenn der Darm leck schlägt

Durch ständige Fehlverdauungsprozesse, die Gärung und Fäulnis nach sich ziehen, wird die Darmschleimhaut immer weiter angegriffen.

Es sind Säuren und Alkohol, die ihr zusetzen. Die daraus folgenden Entzündungsprozesse machen die Darmwände durchlässiger, sozusagen »löchriger«. Und das bedeutet, dass sie ihre Barrierefunktion nicht aufrechterhalten können, es ist wie bei einem Leck:

Der Darm wird undicht und Inhaltsstoffe aus dem Nahrungsbrei gelangen so ungehindert in den Blutkreislauf. Diese größeren Moleküle werden dort aber als artfremd abgestempelt, was den gesamten Abwehrmechanismus in Gang setzt, das sogenannte »Leaky-Gut-Syndrom«. Eine Allergie, eine Autoimmunerkrankung oder eine Lebensmittelunverträglichkeit sind unweigerlich die Folge. Aus diesem Grund ist eine optimale Verdauungsleistung für unsere Gesundheit so enorm wichtig.

Störung der Darmflora

Wenn in unserem Darm einige Bakterienstämme vermindert und andere vermehrt vorkommen, das heißt das ausgeglichene, gesunde Verhältnis der Bakterien zueinander gestört ist, spricht der Mediziner von Dysbiose.

Diese Störung der Darmflora, die oft mit einem Pilzbefall (zum Beispiel Candida albicans) einhergeht, kann durch Antibiotikaeinnahme, Amalgambelastung oder Fehlverdauungsprozesse (S. 18) verursacht werden. Wir müssen bedenken, dass Antibiotika nicht nur die krankheitsverursachenden Bakterien töten, sondern leider auch die »guten« Darmbakterien.

Durch den Abrieb aus Amalgamfüllungen gelangt außerdem Quecksilber in den Verdauungstrakt und zerstört die ausgeglichene Darmflora. Die Dysbiose zieht unweigerlich eine Schwächung der natürlichen Abwehrkräfte nach sich, häufige Infekte, Hautkrankheiten und Allergien sind die Folge.

Allergien und Lebensmittelunverträglichkeiten entstehen durch eine Störung der Darmflora.

Schätzungen zufolge leiden bis zu 25 Prozent der Bevölkerung der westlichen Welt unter einem Parasitenbefall des Verdauungstrakts. Dadurch werden Magen-Darm-Störungen, Allergien und Befindlichkeitsstörungen wie zum Beispiel Müdigkeit, Antriebsarmut oder aber Erschöpfung ausgelöst. Parasiten sind allerdings nur durch eine Stuhluntersuchung in einem Speziallabor und durch die Funktionelle Myodiagnostik (S. 69) zu diagnostizieren.

Der Darm ist unser zweites Gehirn

Woher weiß eigentlich unser Dünndarm, dass wir verliebt sind? In diesem seligen Zustand kribbelt und krabbelt es in unserem Bauch, Schmetterlinge scheinen dort hin und her zu fliegen. Und wie hat der Dickdarm herausgefunden, dass wir eine Prüfungsarbeit schreiben? Vor lauter Aufregung müssen wir ständig zur Toilette, denn Durchfall erschwert uns das Leben noch zusätzlich.

Der Darm zeigt Nerven

Diese typischen Anzeichen für Befindlichkeiten, die sich auf den Bauch auswirken, finden auch in unserer Sprache ihren Niederschlag. Die Verbindung von Gefühlen und Reaktionen des Verdauungstraktes werden wie folgt beschrieben: »Mir ist vor Aufregung ganz schlecht«, »Ich habe so eine Wut im Bauch«, »Mir kommt die Galle hoch« oder »Ich entscheide aus dem Bauch heraus«.

Unser Verdauungsapparat reagiert offensichtlich auf unsere Gefühle, die Wissenschaft hat sich aber lange Zeit sehr schwergetan, diese Zusammenhänge zu erklären. Zwar war bereits im 19. Jahrhundert klar, dass der Darm in seiner Muskulatur und direkt unter der Schleimhaut über Nervengeflechte verfügt, die den Verdauungsvorgang und die Ausschüttung von Botenstoffen fördern. Aber erst in den letzten Jahren hat man herausgefunden, dass der Darm über 100 Millionen Nervenzellen beherbergt und dass die Strukturen dieses Systems denen des Gehirns sehr ähneln. Über die sogenannte »Darm-Hirn-Achse« sendet der Darm permanent Informationen an unser Gehirn. Neueste Studien weisen außerdem darauf hin, dass auch die Stoffwechselprodukte bestimmter Darmbakterien mit unserem Gehirn kommunizieren und z. B. das Stresshormon Cortisol senken können.

Jeder Mensch besitzt somit im Darm ein zweites Gehirn, auch »Bauchhirn« genannt, welches selbstständig arbeitet und ein Eigenleben führt. Die Nerven und Nervenzellen dieses »enterischen Nervensystems« (ENS) senden Informationen an das Gehirn, wie den Füllungsgrad des Darms oder Schmerzreize bei Bauchkrämpfen. Vom Gehirn lässt sich der Darm jedoch nicht viel sagen, nur 10 Prozent der Nervenreize laufen vom Kopf zum Bauch.

Das Glückshormon entsteht im Darm

Der Darm ist eine großartige Chemiefabrik, denn er produziert Botenstoffe und Hormone. Sie beeinflussen den Verdauungsprozess, die Bewegungen des Darms und stellen die Verbindung zum Gehirn her.

Früher glaubte man, dass Serotonin (ein Gefühlshormon, das für gute Laune und die Schlafregulation notwendig ist) im Gehirn produziert werde. Stimmt gar nicht, stellte erst vor wenigen Jahren der Wissenschaftler Michael Gershon an der Universität in New York fest. 90 Prozent des Serotonins werden in den Nervenzellen des ENS hergestellt. Man vermutet allerdings, dass ein Zuviel an Serotonin zum Reizdarm führt, da dieser Botenstoff die Reaktion der Darmmuskulatur beeinflusst und somit zu Verkrampfungen führen kann.

Gegenspieler: Sympathikus und Parasympathikus

Die Körperfunktionen, die regelmäßig ablaufen und nicht durch unseren Willen beeinflussbar sind, werden durch das autonome Nervensystem gesteuert. Auch die Nervenzellen des »Bauchhirns« werden durch dieses System gesteuert. Es unterliegt den gegensätzlich wirkenden Nervensträngen Sympathikus und Parasympathikus.

Für Aktivität, Leistung und Alarmbereitschaft ist der Sympathikus zuständig. Er steigert unter anderem Blutdruck und Puls, Atmung und Cortisolausschüttung. Die Verdauungssysteme werden bei verstärkter Sympathikusaktivität weniger durchblutet.

Essen Sie stets in Ruhe, denn bei Hektik und Stress wird unser Darm schlechter durchblutet, was zu Störungen in der Verdauungsleistung führt.

Der Parasympathikus regelt Entspannung und Beruhigung. Er verlangsamt den Herzschlag, senkt den Cortisolspiegel und fördert die Durchblutung des Magen-Darm-Trakts. Dauerhafter Stress und Überlastung führen zu einer erhöhten Sympathikusaktivität, was die Funktionen des Nervensystems im Darm empfindlich stört. Es kommt zu den bereits zuvor erwähnten Fehlverdauungsprozessen mit Gärung und Fäulnis.

Grundlagen der Mayr-Medizin

Wer war F. X. Mayr, und was bedeuten seine Forschungen heute für uns?

Bevor wir uns mit dem Sinn und Ablauf einer Mayr-Therapie befassen, lassen Sie uns einen Blick zurückwerfen auf die Anfänge dieser Behandlungsstrategie.

Dr. Franz Xaver Mayr war ein österreichischer Arzt, der Pionierarbeit auf dem Gebiet der Behandlung Verdauungskranker geleistet hat. Er erkannte als einer der Ersten, dass viele Beschwerden und Krankheiten auf eine schlechte Verdauungsleistung zurückzuführen sind. Durch jahrelange akribische Beobachtung und Erprobung entwickelte er eine nach ihm benannte Diagnostik und Therapie. Seine Arbeit war eine Provokation für die Schulmedizin.

Mayr wurde unter anderem für die Hypothese belächelt, dass Schönheit ihren Ursprung in einer gut funktionierenden Verdauung habe und demzufolge Krähenfüße, fettige Haare, Akne oder Krampfadern auf die Giftbildung im Darm zurückzuführen seien.

1875 in Gröbming in der Steiermark geboren, wuchs Mayr durch die elterliche Landwirtschaft eng mit der Natur verbunden auf. Nach Gymnasium und Medizinstudium promovierte er 1901 in Graz und übernahm anschließend die Leitung eines Kurhauses in Johannisbrunn. Schon zu dieser Zeit war Mayr davon überzeugt, dass der Ursprung vieler Erkrankungen in einem schlecht funktionierenden Verdauungssystem zu suchen sei. Er behandelte alle Patienten so, als wären sie verdauungskrank, verordnete ihnen eine Schonkost und ließ sie die reduzierten Speisen gut kauen. In dieser Zeit stellte er zahlreiche Beobachtungen über den Zusammenhang zwischen Körperhaltung, Hautfarbe, Härte, Form und Druckempfindlichkeit des Bauches etc. zusammen und entwickelte so seine spezielle Diagnostik zur Erkennung von Zeichen der Gesundheit und Krankheit (S. 63).

Im Jahre 1906 ging Dr. F.X. Mayr nach Karlsbad, dem damaligen »Mekka der Verdauungskranken«, wo er seiner Therapie das Trinken von Karlsbader Wasser hinzufügte. Dieses salzhaltige Wasser führte durch regelmäßige Stuhlentleerungen zur Darmreinigung. In Kombination mit einer strengen Fastenkur zeigten sich enorme Erfolge bei bis dahin nur schwer therapierbaren Krankheitsbildern. Die sensationellen Behandlungserfolge machten Mayr immer bekannter, bald wurde er von bekannten Persönlichkeiten seiner Zeit wie Henry Ford, Konrad Adenauer und Baron von Rothschild aufgesucht.

Die Mayr-Medizin ist das Lebenswerk von Dr. Franz Xaver Mayr und resultiert aus der Tatsache, dass viele Erkrankungen auf eine mangelnde Verdauungsleistung zurückzuführen sind.

Interessanterweise ist auch heutzutage die moderne Mayr-Therapie zu einem heißen Tipp in der Prominentenszene geworden. Immer mehr Persönlichkeiten des öffentlichen Lebens »outen« sich als Mayr-Kur-Fans und tragen zur Popularität der außerordentlichen Erfolge einer vergleichsweise einfach durchzuführenden Therapie bei.

Diät nach F.X. Mayr

Von 1949 bis 1955 führte Dr. F.X. Mayr eine eigene Praxis in Wien. Hier entwickelte er die bekannte Milch-Semmel-Diät. Er hatte erkannt, dass im Rahmen einer ambulanten Kur seine Patienten nicht so belastbar waren: Eine strenge Fastenkur war im Alltag ambulant für die meisten Menschen nicht durchzuführen. Das gute Kauen einer Semmel, also eines Brötchens, mit Milch – eventuell unter Zugabe von Butter, Quark und Honig – brachte aber die gleichen sehr guten Resultate.

Auch die Nachfahren von Mayr wissen heute, dass nicht nur das strenge Fasten zum Behandlungserfolg führt. Dr. Erich Rauch, ein Schüler Mayrs, entwickelte mit dem Dipl.-Diät-Küchenmeister Peter Mayr die »Milde Ableitungsdiät«, eine sanftere Form der Darmsanierung (weiterführende Literatur (S. 217)). Durch die vielfältigen Belastungen in der heutigen Zeit sind individuellere Konzepte erforderlich. Das Spektrum der möglichen Therapiestrategien in der Modernen Mayr-Medizin hat sich vergrößert, wobei an den Grundprinzipien festgehalten wird.

Das Erbe eines Pioniers

Im Alter von 80 Jahren zog Mayr sich an seinen Geburtsort Gröbming zurück und konnte bis zu seinem Tod 1965 mitverfolgen, wie sein Lebenswerk durch seine Schüler weitergeführt wurde.

Aus einem kleinen Kreis von Idealisten entstand nach dem Tod Mayrs eine Ärztegesellschaft. Heute ist die Internationale Gesellschaft der Mayr-Ärzte ein Zusammenschluss von ausgebildeten Mayr-Ärzten und -Ärztinnen.

Diese Institution hat sich die Qualitätssicherung und die Weiterentwicklung der Modernen Mayr-Medizin, die Information über diese Therapie sowie die Ausbildung interessierter Ärztinnen und Ärzte zum Ziel gesetzt.

Aufgrund der zunehmenden Etablierung der Modernen Mayr-Medizin ist die Mitgliederzahl in den letzten Jahren stetig gewachsen. (Informationen im Internet unter: www.fxmayr.com).

Sind wir denn wirklich alle verdauungskrank?

Dr. F.X. Mayr war sich sicher, dass die meisten Menschen unserer Zivilisation durch Kardinalfehler in der Ernährung unter einer eingeschränkten Verdauungsleistung leiden. Regelmäßiger Stuhlgang und Beschwerdefreiheit sind kein Beweis für die Gesundheit des Darms.

Mayr hatte schon als Junge folgende Beobachtung gemacht: Das Hinterteil von Kühen im Stall war meist mit Kot beschmutzt, während bei Kühen auf der Alm überhaupt keine Kotreste zu sehen waren. Er schloss daraus, dass eine artgerechte Umgebung und damit eine natürliche Ernährung zu einer gut funktionierenden Verdauung führen. Das ist beim Menschen keineswegs anders: Naturvölker benötigen kein Toilettenpapier, da sie sich beim Stuhlgang nicht beschmutzen.

Aufgrund nachhaltiger Ernährungsfehler und der daraus folgenden gestörten Verdauungsleistung in unserer Zivilisation musste jedoch das Toilettenpapier eingeführt werden. Wenn Sie nie oder nur selten Toilettenpapier benötigen, gehören Sie in der Tat zu den wenigen glücklichen Menschen, deren Darm völlig in Ordnung ist.

Gesundheits-Check

Prüfen Sie selbstkritisch Bauch und Haut

Es gibt noch weitere Tests, die den Grad Ihrer Gesundheit anzeigen. Stellen Sie sich vor den Spiegel und betrachten Sie von der Seite Ihren Bauch. Jetzt seien Sie bitte ganz ehrlich und prüfen Sie, ob ihr Bauch der idealen Form entspricht (S. 63). Und beobachten Sie doch einmal ihre Mitmenschen, zum Beispiel im Schwimmbad oder in der Sauna. Sie werden schnell feststellen, dass nicht nur überflüssiger Speck die Bauchform bestimmt, denn auch ganz Dünne können einen vorgewölbten Bauch haben, der zumeist ein Hinweis auf zu viel Gas im Darm ist.

- Die Form Ihres Bauches und die Beschaffenheit Ihrer Haut können den Grad der Verdauungsstörung und der Verschlackung Ihres Körpers aufzeigen.

Die Hautbeschaffenheit spiegelt die Verdauungsleistung wider und zeigt den Grad der Verschlackung an. Drücken Sie die Haut an Ihren Oberschenkeln zusammen, dann sehen Sie deutlich, ob die Ablagerung von Schlacken zu einer verschlechterten Durchblutung und somit zu einer Orangenhaut geführt hat.

Wenn Sie ehrlich zu sich selbst sind, können Sie die Ursachen der Verschlackung beseitigen und die Selbstheilungskräfte Ihres Organismus unterstützen. Dann werden Sie von einer Mayr-Therapie wirklich profitieren.

Die Heilprinzipien einer Mayr-Kur

Wenn also zahlreiche Ursachen für Beschwerden, Krankheiten und Alterungsprozesse im Verdauungstrakt verankert sind, hat eine Therapie Sinn, die auf die Regeneration des Darms abzielt. Doch auch die Vorbeugung gegen Erkrankungen ist das erklärte Ziel einer Darmsanierung.

Die Therapie der Modernen Mayr-Medizin stützt sich dabei auf die vier Heilprinzipien »Schonung«, »Säuberung«, »Schulung« und »Substitution«, die sogenannten 4 S.

Die Heilprinzipien Schonung, Säuberung, Schulung und Substitution sind die vier Säulen der Modernen Mayr-Medizin.

Im Unterschied zu den Behandlungsmethoden der Schulmedizin stehen Sie bei einer Mayr-Therapie als aktiv Handelnde(r) im Mittelpunkt. Sie übernehmen die Verantwortung für Ihre Gesundheit, Sie tun etwas für sich, bevor Sie krank werden, und Sie können sich selbst helfen, indem Sie die Selbstheilungskräfte Ihres Organismus in Gang setzen. All das macht Sie zu einem aktiven Partner der Mayr-Ärztin oder des Mayr-Arztes, der oder die Sie in dieser Zeit begleitet und unterstützt. Mayr-Ärztinnen und -Ärzte sind dafür ausgebildet worden, auf Ihre spezielle Problematik einzugehen und die vier Heilprinzipien Ihren individuellen Voraussetzungen entsprechend anzuwenden.

Lassen Sie sich nie von Ihrem Partner oder von Freunden zu einer Mayr-Kur überreden, denn Freiwilligkeit ist die Grundvoraussetzung für das Gelingen der Therapie. Eine Mayr-Kur hat nur Sinn, wenn Sie sie selbst wollen. Selbstzweifel und andere Widerstände lassen sich meist in einem Beratungsgespräch mit dem behandelnden Arzt beseitigen.

Nachfolgend möchte ich Ihnen die »4 S« ausführlicher erläutern, damit Sie die Hintergründe dieser Therapie besser verstehen und wissen, warum Sie während der Kurzeit dieses tun und jenes lassen sollten.

Schonung

Durch die Schonung erhalten Darm und Gesamtorganismus ausreichend Zeit zur Regeneration. Der Zeitfaktor spielt dabei eine bedeutende Rolle. Wenn Sie jahrelang »Raubbau« an sich betrieben haben, kann eine Entgiftung und Erholung unmöglich in wenigen Tagen erfolgen. Hinzu kommt, dass ein anderes Trink- und Essverhalten trainiert werden muss, auch das Umdenken erfordert Zeit. Ein paar Tage Mayr-Kur bringen da gar nichts, im Gegenteil, nach zu kurzer Therapiezeit tritt der ungeliebte Jo-Jo-Effekt ein.

Nehmen Sie sich für eine Mayr-Kur mindestens drei bis vier Wochen Zeit. Erst dann ist sie erfolgversprechend.

Die Schonung des Verdauungstrakts während einer Mayr-Therapie erreichen Sie durch die Monotonie in der Auswahl der Lebensmittel, durch intensives Kautraining und durch das Einhalten bestimmter Essrhythmen.

Monotonie

Während der Kur werden ausschließlich Lebensmittel gegessen, die der Darm mit Leichtigkeit verarbeiten kann, die ihn also nicht zu stark belasten. Unser Verdauungssystem soll sich nicht mit einem Durcheinander an Nahrungsmitteln auseinandersetzen müssen. Aus diesem Grunde gibt es bei den strengeren Formen der Kur nur eine geringe Lebensmittelauswahl, denn diese Monotonie beansprucht die Verdauungsleistung weniger.

Je nachdem, welche Ergebnisse die vorausgegangene Diagnostik erbracht hat, wird eine individuell abgestimmte Schonkost empfohlen.

Infrage kommen folgende Varianten:

- Teefasten (nur stationär in einem Kurhaus): Über den Tag verteilt werden 3–4 Liter Wasser oder Kräutertee getrunken.
- Milch-Semmel-Diät: Dreimal täglich werden leicht getrocknete Semmeln oder Fladen nach dem Mayr-Ritual (S. 79) gut durchgekaut und in Verbindung mit Milch gegessen.
- Erweiterte Milch-Semmel-Diät: Zu Semmel und Milch werden Brotaufstriche, Eiweißzulagen und Basensuppen gegessen.
- Milde Ableitungsdiät: Mit ausgewählten Lebensmitteln wird mittags zusätzlich eine Mahlzeit bereitet. Dabei wird besonders auf die Säure-Basen-Balance Wert gelegt. (Weitere Informationen siehe Literaturliste, S. 217).

Die Milch-Semmel-Diät ist die klassische, überlieferte Mayr-Kur, mit der Dr. F.X. Mayr so bekannt wurde. Wahrscheinlich fällt Ihnen bei dem Stichwort »Mayr« auch nur diese Form der Schonkost ein. Das ist allerdings nicht der aktuelle Stand der Mayr-Therapie, denn sie ist in vielerlei Hinsicht weiterentwickelt worden. Inzwischen gibt es viel mehr Angebote als das Teefasten oder die Milch-Semmel-Kur. Und gerade im ambulanten Bereich werden mildere Schonkostformen bevorzugt. Bei Lebensmittelintoleranzen müssen ohnehin Alternativen angeboten werden.

Wir haben in diesem Buch bewusst auf die sehr strengen Schonkostformen verzichtet, da Sie bei einer ambulant durchgeführten Kur weiterhin unter stärkeren Alltagsbelastungen stehen, als wenn Sie sich in stationäre Behandlung begeben und somit völlig aus dem Alltag herausziehen.

Warum Milch?

Dr. F.X. Mayr hat bewusst die Milch gewählt, denn sie ist ein hochwertiges Lebensmittel, mit dem ja schon Säuglinge ausreichend ernährt werden. Da Milch nicht gekaut werden kann, ist zum Einspeicheln ein Brötchen oder ein Fladen aus Auszugsmehl die richtige Wahl.

Was hat das mit gesunder Ernährung zu tun, wo doch heute nur noch Vollkornbrot empfohlen wird?

Die Antwort lautet: Gar nichts! Denn zur Regeneration des Darms bedarf es nicht der Zufuhr von Vitalstoffen aus dem Brot. Wenn Ihr Verdauungssystem durch eine Darmgrippe geschwächt wird, essen Sie dann Vollkornbrot? Nein, in diesem Fall würden Sie zur Schonung auch Zwieback oder Weißbrot wählen, da dies den Darm nicht belastet.

Bei Lebensmittelintoleranzen gibt es eine Auswahl an Alternativen zu Kuhmilch und Kuhmilchprodukten: frischen, weichen Schafskäse (Quark) oder Schafsjoghurt, milden Ziegenkäse, Soja-, Reis- oder Hafermilch.

Gutes Kauen

Sie haben bereits erfahren, dass die Verdauungssäfte gut zerkaute Nahrung in kleinere Einzelteile aufschlüsseln können (S. 18). Je besser Sie kauen,

- umso größer ist der Anteil der Vitalstoffe, die in Ihren Körper gelangen;
- umso mehr schonen Sie Ihren Darm, da Sie Fehlverdauungsprozesse, die zu Gärung und Fäulnis und einer Selbstvergiftung des Darms führen, vermeiden.

Ein Sprichwort lautet: »Gut gekaut ist halb verdaut.« Diesen klugen Rat haben wir heute völlig vergessen. Dabei ist Kauen die einzige Verhaltensweise, durch die wir selbst unsere Verdauung beeinflussen können. Nach dem Herunterschlucken der Nahrung lässt sich nämlich nichts mehr bewusst steuern, wir können unserem Darm keine Befehle erteilen.

Gutes Kauen muss also wieder erlernt und trainiert werden, wofür sich eine Mayr-Kur hervorragend eignet. Nach drei bis vier Wochen Kur hat sich das gründliche Durchkauen jedes Bissens in Ihr Bewusstsein und Unterbewusstsein eingeprägt. Der angenehme Nebeneffekt: Sie werden Ihr Essen wesentlich mehr genießen und brauchen weniger. Sie lernen also in der Therapie, nicht zu fasten, sondern richtig zu essen. Nur so kann sich der Therapieerfolg auch über die Kur hinaus fortsetzen.

Der Rhythmus des Essens

Auch unser Darm folgt einer biologischen Uhr; und genau wie wir selbst hat er seine Leistungshochs und -tiefs. In der Kur lernen Sie, Ihre Hauptmahlzeit mittags einzunehmen, denn am Abend ist der Darm müde und ist überfordert, wenn er noch viel leisten soll. Deshalb wird zur Schonung des Darms während der Therapie abends nur Tee mit etwas Honig gelöffelt. Nur bei Bedarf kann ein Brötchen oder ein Fladen gegessen werden.

Sie werden sich schnell daran gewöhnen und spüren, wie viel besser und leistungsfähiger Sie sich am nächsten Morgen fühlen, wenn Ihr Körper in der Nacht nicht durch die viele Verdauungsarbeit belastet wurde.

Ruhe tanken

Schonung bedeutet nicht nur Schonung des Darms, auch der Gesamtorganismus sollte zur Ruhe kommen. Während der Mayr-Therapie ergibt es sich zwangsläufig durch Entgiftung und Rückvergiftung (S. 40), dass Sie sich und Ihren Körper mehr schonen. Sie werden ruhiger, gelassener und meiden belastende Situationen. Bewusst schützen Sie sich vor der Informationsflut des Alltags, lassen den Fernseher häufiger aus und ziehen sich öfter zurück. Dies ist für die körperliche Regeneration unerlässlich.

Wenn Sie schon jetzt wissen, dass Sie während der Therapie extrem hohe Anforderungen zu bewältigen haben, sollten Sie sich für eine stationäre Therapie oder für eine Kombination aus Stationär und Ambulant entscheiden.

Die Kur dient der Regeneration Ihres Organismus. Automatisch werden Sie extreme Belastungen meiden und Ihrem Körper die nötige Ruhe gönnen.

Auch Sport sollten Sie während der Kur nur mäßig betreiben. Walken, Radfahren, Schwimmen, Golfen und Joggen mit geringerer Belastung sind gut zur Entgiftung geeignet. Bei einigen Patienten ist das Bedürfnis nach Ruhe so hoch, dass sie in der ersten Woche viel schlafen. Geben Sie dieser Neigung ruhig nach, Ihr Körper regeneriert sich.

Erholung für die Seele

Eine Mayr-Therapie dient auch der psychischen Regeneration. Interessanterweise führt eine Reinigung des Darms zwangsläufig zu einer Reinigung der Seele. Viele Teilnehmer einer Mayr-Kur berichten, dass sie während dieser Zeit psychischen »Müll« loswerden konnten. Sie haben sich gedanklich freier und stimmungsmäßig viel stabiler gefühlt.

Um eine psychische Ausgeglichenheit zu erreichen und besser zu sich selbst zu finden, sind Yoga, Qi-Gong oder Meditationsübungen (S. 131) sehr hilfreich.

Säuberung

Säuberung bedeutet die Reinigung des Organismus von Giftstoffen. Dies erreichen wir in erster Linie durch die Reinigung des Darms. Aber auch andere Organe wie die Nieren, die Lunge und die Haut scheiden Schadstoffen und Schlacken aus. Auch diese »Entgiftungsventile« sollten wir unterstützen.

Salze reinigen den Darm

Das tägliche Trinken einer salzhaltigen Lösung führt zur Reinigung des Verdauungstrakts und zur Ausscheidung von Fäulnis- und Gärungsgiften. In der Mayr-Therapie kommen je nach Verträglichkeit Bittersalz, F.X. Passagesalz oder Magnesium-citricum-Pulver zur Anwendung.

Bittersalz wirkt osmolar, das heißt, es zieht Wasser an. Auf diese Art wird der Darm regelrecht gespült, was eine gründliche Reinigung nach sich zieht. Salzhaltige Trinklösungen führen zu flüssigem Stuhlgang, der jedoch im Gegensatz zu Durchfall keine Krämpfe im Bauch verursacht und kontrolliert ausgeschieden werden kann.

Ein gereinigter und gut funktionierender Darm übt interessanterweise während der Therapie eine Sogwirkung auf die Gewebsverschlackung aus. Die im Gewebe abgelagerten Säuren, Giftstoffe und nicht abgebauten Stoffwechselprodukte, auch Schlacken genannt, werden mobilisiert und ausgeschieden.

Diese Entschlackung werden Sie am ehesten an Ihrer Haut feststellen, sie wird von innen gereinigt und wird infolgedessen weicher. Sie erhalten einen rosigen Teint. Da auch alle anderen Gewebe gereinigt werden, verbessern sich der Stoffwechsel und die Funktion aller Organe durch eine Mayr-Therapie. Schon während der Kur können Sie es spüren, Sie werden sich vitaler und fitter fühlen.

Damit dieser Reinigungsprozess sichtbar greift, sind mindestens drei Wochen Therapie notwendig.

Rückvergiftung aus dem Darm

Oft kann der Darm die mobilisierten Giftstoffe in den ersten Tagen nicht so schnell ausscheiden, wie sie gelöst wurden. Infolgedessen können unangenehme Rückvergiftungserscheinungen auftreten, zum Beispiel Kopfschmerzen, Müdigkeit oder Muskelschmerzen.

Wenn die Reinigung jedoch nach ein paar Tagen gut funktioniert, verschwinden diese Begleiterscheinungen schnell. Außerdem wird Sie Ihre Mayr-Ärztin oder Ihr Mayr-Arzt in einer solchen Phase mit entsprechenden Maßnahmen unterstützen.

Spülen Sie das Gift weg

Zur Förderung der Entgiftung müssen während der Mayr-Kur die Nieren, die Haut und die Lungen mit einbezogen werden.

Da die Endprodukte vieler Stoffwechselprozesse und auch die Giftstoffe über den Urin ausgeschieden werden, ist es gerade während der Mayr-Therapie besonders wichtig, viel zu trinken, und zwar Quellwasser, stilles Wasser und basische Kräutertees. Empfohlen werden mindestens 3 Liter der oben genannten Flüssigkeiten. Das mag zunächst ungewohnt erscheinen; da die Nahrungszufuhr jedoch reduziert wird, wird es Ihnen nach kurzer Zeit relativ leicht fallen, statt zu essen zu trinken.

Trinken Sie nur zwischen den Mahlzeiten, nicht aber zum Essen, um die Verdauungssäfte nicht zu verdünnen, was zwar wissenschaftlich nicht bewiesen ist, aber trotzdem guttut.

Haut und Lungen helfen mit

Physiologische Maßnahmen fördern die Entgiftung über die Haut. Dazu zählen unter anderem Kneipp'sche Anwendungen, Basenbäder, Trockenbürsten, Sauna und Bewegung. Mit dem Schweiß werden zahlreiche Giftstoffe über die Haut abgegeben. Dazu muss dem Körper wiederum genug Flüssigkeit zur Verfügung gestellt werden.

Über die Lungen werden Kohlensäure und andere gasförmige Giftstoffe abgeatmet. Deshalb sollten Sie während einer Mayr-Therapie die Atmung durch gemäßigte Bewegung und gezielte Atemübungen (S. 121) anregen.

Schulung

Eine Mayr-Therapie wäre nur wenig wert, wenn sie nicht auch im Alltag zu dauerhaften Verbesserungen führte.

Der Mensch ist zwar ein Gewohnheitstier, aber er kann sich auch neue Gewohnheiten aneignen. Das erfordert Einsicht, Zeit und intensives Training, und genau das ermöglicht Ihnen eine Mayr-Therapie. Wo sonst praktizieren Sie ein so intensives Kautraining? Wo erfahren Sie den Zusammenhang zwischen gesunder Ernährung und intakter Verdauungsleistung? Und wo sonst spüren Sie die positiven Effekte einer Entgiftung so deutlich?

Die Mayr-Therapie bietet die große Chance, ungesunde Gewohnheiten durch neue, gesunde zu ersetzen. Und das ist viel leichter, als Sie vielleicht glauben.

Trinkschulung

Unser Körper besteht bis zu 70 Prozent aus Wasser, unser Gehirn zu 84 Prozent, und viele Stoffwechselprozesse funktionieren nur, wenn ausreichend Wasser zur Verfügung steht. Um unsere Billionen von Zellen optimal damit zu versorgen, benötigen wir mindestens 3 Liter Flüssigkeit täglich.

Wasser schwemmt Abfallprodukte des Stoffwechsels und Gifte aus dem Körper. Wer nicht genug trinkt, bunkert zudem Fett, denn durstige Zellen reagieren schlechter auf Insulin. Infolgedessen produziert die Bauchspeicheldrüse mehr Insulin, das wiederum den Fettabbau blockiert.

Wer während der Mayr-Kur oder durch Diäten abnimmt, muss besonders viel trinken, um einer Übersäuerung vorzubeugen. Denn die aus den Fettdepots frei werdenden Fettsäuren gelangen ins Blut und machen sauer. Übersäuerung macht alt, führt zu Konzentrationsstörungen, Cellulite und Faltenbildung (S. 22). Trinken Sie regelmäßig, warten Sie nicht, bis Sie Durst bekommen, denn das ist bereits ein Warnsignal unseres Körpers.

Models wissen schon lange: Das beste Mittel gegen Falten ist klares Wasser.

Was hält Sie also noch davon ab, mehr zu trinken? In der Mayr-Therapie lernen Sie, regelmäßig zu trinken, Sie werden ein von Tag zu Tag stärker werdendes Bedürfnis nach Flüssigkeit haben – nicht nach Kaffee oder Cola, sondern nach klarem Wasser oder Kräutertees. Denn auch im Alltag sind nur solche Getränke empfehlenswert, die die Zellen spülen, und nicht solche, die den Organismus zusätzlich belasten.

Im Alltag erfrischen verdünnte Fruchtsäfte wie Apfelsaftschorle. Da Fruchtsäfte aber im Darm gären, sollten Sie sie abends meiden. Grüner Tee enthält reichlich Antioxidantien, also Stoffe, die die Zellen schützen. Wegen seiner kreislaufanregenden Eigenschaft sollte aber auch grüner ebenso wie schwarzer Tee nicht kannenweise getrunken werden.

Gegen ein Glas Wein oder Bier am Abend ist grundsätzlich nichts einzuwenden. Beides zählt jedoch wegen seines Nährgehalts nicht zu den Flüssigkeiten, mit denen Sie den Körper durchspülen können. Außerdem produziert auch Alkohol Säure im Körper und sollte nur in Maßen genossen werden.

Finger weg von Softdrinks

Cola, Fanta und andere Softdrinks sind nicht empfehlenswert. Sie haben keinerlei Nährwert, aber einen sehr hohen Zuckeranteil. Diese Getränke lassen Bauch- und Hüftfett gedeihen und schaden dem Körper. Cola enthält Phosphorsäure, die den Körper übersäuert. Sie kann einen Nagel in vier Tagen auflösen, ihre Knochen auf Dauer übrigens auch, denn Phosphorsäure löst Calcium aus den Knochen und führt im Laufe der Jahre zu Osteoporose.

Essschulung

Das Erlernen der Mayr'schen Esskultur verhindert Fehlverdauungsprozesse und erhält Ihre Gesundheit. Die Motivation, anders zu essen und mehr zu trinken, erhalten Sie durch das absolute Wohlbefinden während der Kur. Sie spüren körperlich, was Ihnen guttut und wie wohl Sie sich fühlen, wenn Sie nur bestimmte Prinzipien konsequent anwenden. Dieses Wohlbefinden wird der Hauptmotor für die Veränderung Ihrer Gewohnheiten sein.

Die Grundprinzipien:

1. Genießen Sie alle Speisen und kauen Sie jeden Bissen gut durch.
2. Nehmen Sie nur drei Mahlzeiten pro Tag zu sich. Lassen Sie die vielen kleinen Zwischenmahlzeiten einfach weg. Damit gewähren Sie dem Darm Ruhepausen, sodass er sich selbst reinigen kann.
3. Ihre Hauptmahlzeit sollte das Mittagessen sein, nehmen Sie abends nur eine leicht verdauliche Kleinigkeit zu sich.
4. Nehmen Sie sich ausreichend Zeit zum Essen, essen Sie nicht nebenbei »to go« im Stehen oder bei anderen Tätigkeiten.
5. Trinken Sie ausreichend, mindestens 2 bis 3 Liter Wasser oder Kräutertees täglich. Trinken Sie allerdings nicht zu den Mahlzeiten, um die Verdauungssäfte nicht zu verdünnen.
6. Meiden Sie Rohkost, auch Fruchtsäfte, am Abend, beides führt zu Gärungsprozessen in der Nacht und lässt Sie schlecht schlafen.

Auf gesunde Weise abnehmen

Viele Kurende möchten während der Therapie auch ein paar Pfunde oder Kilos verlieren. Ein legitimes Ziel, das die Motivation fördert. Eine Mayr-Therapie wird aber nie mit einer Abnehm-Diät vergleichbar sein, denn Ziel der Kur ist die Entgiftung und Regeneration des Darms und nicht die Gewichtsabnahme.

Und dennoch nehmen Übergewichtige während und auch nach einer Mayr-Kur ab. Denn die Therapie lässt Sie mit Ihren ungesunden Ernährungsgewohnheiten brechen. Sie erlernen Grundprinzipien, die, im Alltag angewandt, auch ein Gewichtsmanagement nach sich ziehen.

Allein das intensive Kauen des Essens bewirkt ein bewussteres Genießen der Lebensmittel, die Wahrnehmung des Sättigungsreflexes wird geschult. Gerade die Übergewichtigen spüren diesen Reflex des Aufhörens nicht mehr und essen immer mehr, als sie energiemäßig verbrauchen.

Der Verzicht auf Zwischenmahlzeiten verhindert außerdem das ständige Auf und Ab des Insulinspiegels. Sie wissen ja, dass zu viel Insulin im Blut den Abbau von Fettdepots verhindert.

Abends nichts oder nur wenig zu essen, führt zu einer stärkeren Ausschüttung des Wachstumshormons (STH) in der Nacht. Viel STH verbrennt viel Fett, also sollten Sie bei Übergewicht alles tun, um viel STH und wenig Insulin zu produzieren.

Darmschulung

Allein die Reinigung des Darms würde zur Gesundung des Verdauungstrakts nicht genügen. Ausreichendes Trinken und intensives Kauen sind unverzichtbare Bestandteile der Therapie, genauso wie die ärztliche Bauchbehandlung. Durch die Schulung des Darms wird dessen Selbstreinigungsleistung gefördert. Der Darm lernt wieder, normal zu arbeiten, und nimmt seine ursprüngliche Form und Größe wieder an. Dies garantiert einen einen positiven Effekt, der noch Wochen und Monate nach der Kur anhält.

Substitution

Den klassischen drei Heilprinzipien Schonung, Säuberung und Schulung musste in unserer heutigen Gesellschaft ein viertes Prinzip zur Seite gestellt werden: die Substitution.

Die Stoffe, die Ihrem Körper zum optimalen Funktionieren fehlen, werden substituiert, also ersetzt. Auf diese Weise wird die Mayr-Therapie optimiert. Wichtig ist, dass Sie durch die Kur nicht in ein Defizit gelangen, wie von Kritikern so oft behauptet, sondern dass Ihr Körper während der Therapie genau die Stoffe erhält, die er benötigt.

Basen neutralisieren Säuren

Durch die Freisetzung von Säuren und Abfallprodukten ins Blut führt eine Mayr-Therapie zwangsläufig zur Übersäuerung des Organismus. Schon Dr. F.X. Mayr hat dies erkannt und Karlsbader Wasser verabreicht, welches nicht nur abführende Salze, sondern auch Natriumbicarbonat enthält, das zur Abpufferung der frei werdenden Säuren dient.

Ein Schüler von Dr. Erich Rauch entwickelte schließlich ein Basenpulver für die Kur, das neben Natriumbicarbonat noch weitere Mineralien wie Magnesium, Kalium und Calcium enthält.

Relativ oft zeigt sich während der Mayr-Therapie ein bereits bestehender Mangel an Magnesium und Kalium, der sich durch ziehende Schmerzen im Rücken- und Gesäßbereich bemerkbar macht. Früher wurde in solchen Fällen Bettruhe verordnet, heute steht uns das Basenpulver zur Verfügung, um gegen die unangenehmen Erscheinungen anzugehen.

Inzwischen gibt es verschiedene Basenpulvermischungen. Das Pulver von Dr. med. Harald Stossier können Sie auch im Alltag regelmäßig zu sich nehmen, da es die Nieren kaum belastet.

Keine Chance den freien Radikalen!

Bei einer Entgiftung des Körpers werden aggressivere Stoffwechselprodukte freigesetzt, sogenannte freie Radikale. Sie schädigen die Zellen und können das Immunsystem schwächen. Der Körper verfügt über ein eigenes Regulationssystem, welches freie Radikale abfängt. Herrscht jedoch ein Mangel an bestimmten neutralisierenden Vitaminen und Mineralstoffen, den Antioxidantien, wird das System überfordert. Hier ist die Gabe von Vitamin A, C und E sowie von Zink und Selen sinnvoll. Durch Laboruntersuchungen oder komplementäre Verfahren wie die Funktionelle Myodiagnostik (FMD) können diese und andere Mangelzustände aufgedeckt werden. Auch in unserer Überflussgesellschaft, in der kein Mangel an Lebensmitteln herrscht, kann eine bedenkliche Unterversorgung mit Vitaminen, Mineralien und Spurenelementen auftreten, die zu nachhaltigen Störungen des Stoffwechsels führt.

Lebensmittelallergien, wie zum Beispiel die Histaminintoleranz, können durch die Gabe bestimmter Mineralien und Vitamine wesentlich abgemildert werden.

Grund für diese Unterversorgung sind nicht typische Mangelerkrankungen wie Skorbut, die wir Ärzte heute so gut wie nicht mehr sehen. Die Ursache liegt vielmehr in unserem zivilisatorischen Fortschritt und den daraus resultierenden Umweltbelastungen. Saurer Regen und die Überdüngung der Äcker führt zu einem Mangel an basischen Mineralien in Obst und Gemüse. Die Frischware, die aus Übersee zu uns gelangt, erleidet durch den langen Transport einen großen Vitaminverlust. Eine WHO-Studie belegt, dass Obst bis zum Verkauf annähernd 75 Prozent des wichtigen Vitamins C verliert. Und das ist umso erschreckender, als wir heute durch die täglich ansteigenden Belastungen und die immer geringer werdenden Ruhephasen eigentlich mehr Vitalstoffe als früher benötigen.

Dieses Defizit sollte während einer Mayr-Therapie ausgeglichen werden. Mayr-Ärztin oder -Arzt werden aufgrund Ihrer individuellen Ausgangslage prüfen, welche Vitalstoffe bei Ihnen substituiert werden sollten.

Mayr-Therapie

Die ärztliche Bauchbehandlung

Die Bauchbehandlung unterscheidet eine Mayr-Kur maßgeblich von anderen Fastenkuren und ist ein wichtiger Bestandteil der Therapie. Sie wurde von Dr. F.X. Mayr selbst entwickelt. Laienhaft wird sie oft als »Massage« des Darms bezeichnet, Mayr-Ärzte hören diese Bezeichnung gar nicht gern, denn die Bauchbehandlung vermag viel mehr als eine Massage und kann nur von darin geschulten Ärzten und Ärztinnen durchgeführt werden.

Die Mayr-Ärztin oder der Mayr-Arzt ertastet sanft mit den Händen Verspannungen im Darm, kann diese lösen und durch gezielte Behandlungen die Tätigkeit des Darms und somit dessen Ausscheidungsfunktionen stärken. Mögliche Rückvergiftungserscheinungen werden auf diese Weise abgemildert. Gleichzeitig wird in Verbindung mit bestimmten Atemübungen der Lymphabfluss angeregt. Diese Lymphdrainage unterstützt den Abtransport von Giftstoffen und vermindert und heilt Entzündungen. Die Bauchbehandlung fördert die Durchblutung des Darms und führt so zu einer verbesserten Stoffwechsellage des Gesamtorganismus. Ihre Haut wird besser durchblutet, was nach einer Behandlung in Ihrem Gesicht durch rosigere Wangen zum Ausdruck kommt. Die gezielten rhythmischen Bewegungen regen die Tätigkeit der Verdauungsdrüsen an, die Leistung von Galle und Bauchspeicheldrüse wird nachhaltig gesteigert. Während einer Behandlung werden Sie zu einer vertieften Atmung angeleitet, was die Ausscheidung von Kohlendioxid über die Lungen verstärkt und die Sauerstoffaufnahme verbessert.

Eine Bauchbehandlung kann also eine ganze Menge bewirken. Für Sie wird es eine angenehme Erfahrung sein, verzichten Sie auf keinen Fall darauf. Gönnen Sie sich eine Bauchbehandlung, sooft es geht – je häufiger, desto besser.

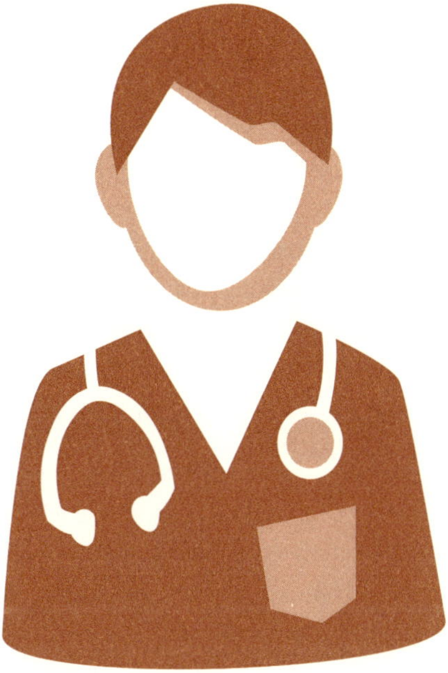

Kapitel 2
Vorbereitung

Die Mayr-Kur birgt ein großes Potenzial zur Gesundung und Gesunderhaltung unseres Körpers. Damit eine solche Kur auch ein voller Erfolg werden kann, sollten Sie im Vorfeld einiges berücksichtigen. In diesem Kapitel erfahren Sie, wie Sie vorgehen sollten.

Die Planungsphase

Eine gute Vorbereitung ist für die meisten Dinge im Leben das A und O. So auch für eine Mayr-Therapie. Sie haben im ersten Teil dieses Buches bereits erfahren, dass sich in Ihrem Körper sehr differenzierte Abläufe vollziehen. Dem Organismus stehen bei einer Mayr-Kur grundlegende Veränderungen bevor, die ihn entlasten werden. Gleichzeitig werden Sie persönlich mit alten, lieb gewonnenen Gewohnheiten brechen müssen. Überstürzte Entscheidungen nach dem Motto »Morgen fang' ich gleich damit an« sind also wenig sinnvoll. Mit der Planungsphase schaffen Sie die Grundlage für eine erfolgreiche Therapie. Die Therapie bedarf einer inneren, das heißt mentalen Vorbereitung sowie einer äußeren, sprich praktischen Planung.

Nehmen Sie sich daher mindestens zwei Wochen Zeit, bevor Sie mit der eigentlichen Kur beginnen. Schieben Sie den Beginn aber auch nicht unendlich vor sich her. Am besten Sie setzen sich einen festen Termin und melden sich ambulant oder stationär an. Vertrauen Sie der Erfahrung Ihrer Mayr-Ärztin oder Ihres Mayr-Arztes, die Sie während der Kur begleiten und Ihnen Sicherheit geben.

Das Wo und das Wie lange sind entscheidend

Gemäß dem Sprichwort »Gut Ding will Weile haben« planen Sie für die Mayr-Therapie selbst mindestens drei bis vier Wochen Zeit ein. Was sich in Jahren an Toxinen und Schlacken angesammelt hat, kann nicht innerhalb weniger Tage ausgeschieden werden. Die Entgiftung und Heilung braucht Zeit, ebenso wie das Erlernen sinnvoller Ernährungs- und Trinkgewohnheiten. Der sogenannte Jo-Jo-Effekt tritt vor allem dann auf, wenn Sie auf einen schnellen Erfolg innerhalb kurzer Zeit setzen und aus der Therapie nichts mit in den späteren Alltag nehmen.

Der Entgiftungs- und Heilungsprozess erfordert ausreichend Zeit. Sie sollten für eine Mayr-Therapie mindestens drei bis vier Wochen ansetzen.

Zu Hause oder im Gesundheitszentrum? Zunächst müssen Sie darüber nachdenken, ob Sie die Kur zu Hause unter Betreuung von Mayr-Ärztin oder -Arzt durchführen wollen oder ob Sie sich dafür in ein Kurhotel begeben möchten.

Die stationäre Kur Die Durchführung einer stationären Kur ist mit mehr Ruhe und Entspannung verbunden. Es kann durchaus sinnvoll sein, sich von der Hektik des Alltags zu lösen und sich in einem Mayr-Gesundheitszentrum zu regenerieren. Unter Gleichgesinnten fällt es natürlich viel leichter, die Therapieanordnungen zu befolgen, man muss sich um nichts kümmern als um sich selbst. Verbunden wird die stationäre Therapie mit individuell erforderlichen physikalischen Maßnahmen, wie Massagen oder Bädern, was die Behandlungen spezieller Erkrankungen sinnvoll ergänzt.

Die Kombi-Kur Da der stationäre Kuraufenthalt oft zeitlich begrenzt ist, bietet sich die Kombination von ambulanter und stationärer Therapie an. In diesem Fall ist es sinnvoll, die Kur in einem Mayr-Gesundheitszentrum zu beginnen und anschließend in Begleitung einer Mayr-Ärztin oder eines Mayr-Arztes zu Hause in abgeschwächter Form fortzuführen.

Es geht natürlich auch andersherum. Wenn Sie eine Kombination planen, besprechen Sie die Einzelheiten am besten mit Ihrer Mayr-Ärztin oder Ihrem Mayr-Arzt. Sie oder er kann mit Ihnen Vorgespräche und Voruntersuchungen durchführen und die Ergebnisse bereits an die behandelnde Ärztin oder den behandelnden Arzt im Gesundheitszentrum weitergeben und mit ihr oder ihm besprechen. Durch dieses Vorgehen und das Netzwerk zwischen ambulanten und stationären Mayr-Ärztinnen und -Ärzten werden Sie gleich vom ersten Tag an gemäß Ihren individuellen Voraussetzungen richtig behandelt und durch die Kur begleitet.

Die ambulante Kur Der Vorteil einer rein ambulanten Kur liegt auf der Hand: Sie müssen keinen Urlaub nehmen. In der heutigen Zeit ist es oft nicht mehr so einfach, sich für drei oder gar vier Wochen von Beruf und Familie zu trennen. Man ist in der Gestaltung einer ambulanten Kur flexibler, und die Kur kann sich relativ problemlos über einen längeren Zeitraum erstrecken. Auch die Übernahme der gelernten Therapieprinzipien (S. 33) in den Alltag fällt leichter, da die Kur ja in diesem Alltag stattfindet.

Bei der Planung einer ambulanten Kur berücksichtigen Sie bitte in Ihrem Terminkalender Einladungen, Geschäftsessen und Familienfeiern. Entweder verlegen Sie die Kur oder Sie planen wichtige Treffen und Termine bewusst mit ein, wissen aber, dass Sie dann nur sehr eingeschränkt am Essen teilnehmen können.

Bei einer normalen Arbeitsbelastung ist die Kur durchaus während der Berufstätigkeit durchführbar. Stehen jedoch bestimmte Projekte an, die wesentlich mehr Arbeitseinsatz und Zeit erfordern, ist es in Ihrem eigenen Interesse nicht sinnvoll, eine Mayr-Therapie zu diesem Zeitpunkt zu beginnen.

Bitte berücksichtigen Sie auch, dass Sie mehr Ruhepausen zur Regeneration benötigen, als Sie vielleicht gewohnt sind. Abends tritt oft schon zu einem früheren Zeitpunkt als sonst Müdigkeit auf, und nicht selten möchten Sie früher zu Bett gehen. Dafür sind Sie dann allerdings frühmorgens topfit und gehen gestärkt in den neuen Tag.

Starten Sie am Wochenende

Wenn Sie berufstätig sind, sollten Sie den Beginn einer ambulanten Therapie möglichst auf ein Wochenende legen. Dann haben Sie genug Zeit, sich auf die Kur einzustimmen. Eventuell auftretenden Kurreaktionen, wie zum Beispiel Kopfschmerzen oder Erschöpfung, können Sie durch Ruhe und Schlaf besser entgegenwirken.

Der richtige Zeitpunkt

Für den Kurerfolg ist es eigentlich relativ unerheblich, welche Jahreszeit Sie für die Mayr-Therapie wählen, es wird aber immer wieder danach gefragt.

Der Jahresbeginn ist für viele Menschen eine Zeit des Neuanfangs und der guten Vorsätze. In diesem Zusammenhang kann es sinnvoll sein, auch die Neuorientierung im Ernährungsverhalten hier anzusiedeln. Die Fastenzeit, das heißt die Zeit zwischen Karneval und Ostern, wird im Christentum traditionell zur inneren Einkehr genutzt. Auch hier ist das Bedürfnis nach Reduzierung der Nahrung und Besinnung auf das Wesentliche groß. Das Frühjahr bietet sich ebenfalls zum »Frühjahrsputz« des Darms und des Organismus an. Der Sommer mit seiner wärmenden Sonne lässt Sie manche Kurkrise besser überwinden. Herbst und Vorweihnachtszeit mit den längeren, besinnlichen Abenden haben ebenfalls einen besonderen Reiz. Hier ist allerdings zu bedenken, dass Fastende schneller frieren, was im Winter schon mal unangenehm sein kann. Letztendlich muss jeder für sich persönlich den richtigen Zeitpunkt für eine Mayr-Kur finden. Ein Argument für die Kur im Frühjahr oder Sommer ist aber sicherlich die Fülle von heimischen Kräutern und Gemüsesorten, die man zu diesen Jahreszeiten frisch vom Markt beziehen kann.

Reaktionen der Mitmenschen

Bei einer ambulanten Mayr-Therapie müssen Sie mit sehr unterschiedlichen Reaktionen Ihrer Mitmenschen rechnen. Manchmal hat es durchaus Sinn, Arbeitgeber oder Kollegen zu informieren, die sich sonst über ihr verändertes Ess- und Trinkverhalten wundern würden. Auch werden die Kollegen Ihnen vielleicht die eine oder andere Phase der Müdigkeit oder Unkonzentriertheit nachsehen.

Ihrem Partner oder Ihrer Partnerin sollten Sie auf jeden Fall mögliche Begleiterscheinungen der Kur erklären. Nicht selten werden Sie das Bedürfnis haben, sich zurückzuziehen. Die Libido kann zeitweise nachlassen, und Sie brauchen einfach mehr Zeit für sich. All das hat nichts mit einem mangelnden Interesse am Lebenspartner zu tun, kann aber zu Missverständnissen führen.

Da Sie sich jedoch im Verlauf der Kur immer besser fühlen und zunehmend Vitalität ausstrahlen werden, sind interessierte Reaktionen des Umfeldes nicht selten. Viele Kurende haben mit ihrem Beispiel Freunde und Kollegen von der Richtigkeit ihres Tuns überzeugt, denn die Begeisterung des Einzelnen für seine Mayr-Kur wirkt ansteckend.

Ihr Wohlbefinden und Ihre zunehmende Vitalität durch die Mayr-Therapie kann sich auf Ihre Umgebung sehr positiv auswirken. Freunde, Nachbarn oder Kollegen lassen sich oft begeistern.

Vielleicht können Sie vor Ihrer Kur Ihren Partner, Ihre Partnerin oder Freunde überzeugen, die Therapie ebenfalls durchzuführen. Gemeinsam ist es manchmal einfacher. Sie können Ihre Erfahrungen austauschen, das verbindet und kann sich vertiefend auf eine Partnerschaft auswirken.

Allerdings sollten Sie auch mit ablehnenden Reaktionen Ihrer Umgebung rechnen. Bei Kurkrisen werden Sie zuweilen auf wenig Verständnis stoßen. Lassen Sie sich nicht irritieren, verfolgen Sie Ihr Ziel und suchen Sie sich Unterstützung bei Gleichgesinnten, Ihrem Mayr-Arzt oder Ihrer Mayr-Ärztin.

Mentale Einstimmung

Freiwilligkeit ist eine der wichtigsten Voraussetzungen dafür, eine Mayr-Therapie erfolgreich durchzuführen. Lassen Sie sich nicht zu einer Kur drängen oder überreden, wenn Sie nicht von deren Richtigkeit überzeugt sind.

Freiwilligkeit und Überzeugung werden durch ausreichendes Wissen unterstützt.

Sie sollten sich unbedingt vor der Entscheidung für eine Mayr-Kur Hintergrundinformationen einholen. Dies kann durch ein ausführliches Beratungsgespräch mit Mayr-Ärztin oder -Arzt geschehen. Es gibt darüber hinaus inzwischen aber auch sehr viel Literatur zum Thema Mayr-Kur. Außerdem hat die Internationale Gesellschaft der Mayr-Ärzte im Internet ein Forum für Fragen zur Mayr-Therapie eingerichtet (S. 217).

Professionelle Unterstützung

Es ist ganz natürlich, dass vor Ihrer ersten Kur Zweifel aufkommen können. Sie betreten Neuland und wissen noch nicht, wie Ihr Körper und Ihre Psyche auf das, was Sie vorhaben, reagieren werden.

Werde ich es schaffen, weniger und disziplinierter zu essen? Schade ich mir wirklich nicht? Werde ich wie sonst auch meinen Alltag bewältigen können? Es sind gerade diese kleinen und großen Unsicherheiten, die die professionelle Begleitung durch eine ausgebildete Mayr-Ärztin oder einen Mayr-Arzt so wichtig machen. Mayr-Ärztin oder -Arzt werden alle Ihre Fragen beantworten können, sie werden Ihnen Geborgenheit und Sicherheit vermitteln, damit Sie diese sinnvolle Therapie auch erfolgreich durchführen können. Sie werden außerdem die Erfahrung machen, dass Ihre Zweifel schon nach einigen Tagen des Wohlbefindens während der Kur verschwinden.

Der erste Besuch bei einem Mayr-Arzt

Da es sich bei der Mayr-Kur um eine fundierte Therapie Ihrer Beschwerden und nicht um irgendeine Diät handelt, ist zu Beginn eine genaue Diagnostik durch eine ausgebildete Mayr-Ärztin oder einen Mayr-Arzt notwendig. Die Internationale Gesellschaft der Mayr-Ärzte hat eine Liste erstellt, um Ihnen die Suche nach einer diplomierten Mayr-Ärztin oder einem diplomierten Mayr-Arzt in Ihrer Nähe zu erleichtern. Mayr-Ärztinnen und -Ärzte unterliegen einer Qualitätskontrolle, sie müssen ihr Wissen immer wieder den neuesten Erkenntnissen der Wissenschaft anpassen und sich beständig in der Modernen Mayr-Medizin fortbilden.

Anamnese

In einem ausführlichen Gespräch wird man zunächst nach Ihren Gründen für die Durchführung einer Mayr-Kur fragen. Die Checkliste soll Ihnen helfen, wichtige Symptome zu erkennen.

Gesundheits-Check

Meine Beschwerden (bitte ankreuzen)

- □ Akne
- □ Allergien (z. B. Heuschnupfen und Lebensmittelunverträglichkeiten)
- □ Arteriosklerose
- □ Asthma
- □ Blähungen
- □ Bluthochdruck
- □ Durchfall
- □ Erkrankungen des Skelettsystems (z. B. Verspannungen der Muskulatur, Kreuzschmerzen, Bandscheibenvorfall)
- □ Erschöpfung, Burn-out-Syndrom
- □ Hormonelle Störungen
- □ Magenschmerzen

- ☐ Migräne
- ☐ Neurodermitis
- ☐ Rheuma, Fibromyalgie
- ☐ Sodbrennen
- ☐ Stoffwechselstörungen (z. B. erhöhtes Cholesterin, Gicht, Diabetes)
- ☐ Übergewicht
- ☐ Verstopfung
- ☐ Völlegefühl

Soweit vorhanden, sollten Sie zu Ihrem ersten Gespräch Ergebnisse von bereits durchgeführten Voruntersuchungen bei anderen Ärzten mitbringen, falls diese aufgrund Ihrer derzeitigen Beschwerden in der letzten Zeit gemacht wurden (zum Beispiel Magen- oder Darmspiegelung, Laboruntersuchungen). Außerdem sollten Sie Ihrer Mayr-Ärztin oder Ihrem Mayr-Arzt alle Medikamente nennen, die Sie zurzeit einnehmen. Wichtig sind auch ernste Erkrankungen und Operationen in Ihrer Vorgeschichte.

Es ist natürlich auch möglich, dass Sie keinerlei Beschwerden anführen können, weil Sie eine Mayr-Kur einfach nur zur Entgiftung und Entschlackung und somit zur Erhaltung Ihrer Gesundheit durchführen möchten.

Untersuchung nach Mayr

Es wird Sie vielleicht etwas verwundern, dass Mayr-Ärzte die diagnostische Untersuchung vor einer Mayr-Kur nicht mit komplizierten Geräten durchführen. Sie nutzen vielmehr ihre Sinne und beurteilen nach sichtbaren, tastbaren und messbaren Kriterien den Grad der vorliegenden Verdauungsstörung und deren Folgen für den Gesamtorganismus.

Dr. F.X. Mayr hat eine präzise Untersuchungstechnik entwickelt, die den Zustand der Verschlackung und die Übersäuerung Ihres Organismus anzeigt. Von der Spannkraft und dem Aussehen Ihrer Haut, von der Beschaffenheit Ihrer Haare und Nägel sowie von Ihrer Körperhaltung und der Form Ihres Bauches können Rückschlüsse auf den Grad der Vergiftung mit Darmtoxinen gezogen werden. Jede Mayr-Ärztin und jeder Mayr-Arzt hat in seiner Ausbildung diese Untersuchungstechnik erlernt und kann Ihnen aufgrund dieser spezifischen Merkmale Auskunft über Ihren aktuellen Gesundheitszustand geben.

Die Spannkraft der Haut

Unsere Haut ist der Spiegel unseres Verdauungssystems. Sie kann sich straff an den Körper anschmiegen oder an Spannkraft verlieren, was nach und nach durch Fältchen und Falten zum Ausdruck kommt.

Dr. F.X. Mayr hat verschiedene Stadien der Verschlackung und Übersäuerung definiert, die sich in der Spannkraft der Haut und der Gesichtsform widerspiegeln. Durch den sogenannten Tonusprüfgriff kann jede Mayr-Ärztin und jeder Mayr-Arzt die Spannung der Haut überprüfen und daraus entsprechende Schlüsse ziehen.

Eine Mayr-Ärztin oder ein Mayr-Arzt kann durch den Tonusprüfgriff die Spannung Ihrer Haut überprüfen. Dabei »kneift« sie oder er in Ihre Wange über dem Jochbogen und stellt fest, wie weit sich die Haut abheben lässt.

Die Spannkraft der Haut hängt vom Flüssigkeitsdruck im Gewebe und von der Muskelspannung der darin vorkommenden Muskelzellen ab.

Das **Idealgesicht** erscheint glatt, straff, rosig und von ovaler Form. Die Haut über dem Jochbogen lässt sich nur schwer abheben.

Wirken Übersäuerung und Darmgifte längerfristig auf die Haut ein, bedingen die eingelagerten Schadstoffe eine zunehmende Flüssigkeitsansammlung im Gewebe, es quillt auf. Diese Wassereinlagerungen bedingen ein rundes, pausbäckiges Gesicht mit zunehmendem

Doppelkinn, das sogenannte **Vollmondgesicht**. Es erscheint durch seine rosige Farbe zunächst gesund, ist aber ein eindeutiges Zeichen der Verschlackung.

Im fortgeschrittenen Stadium der Übersäuerung kommt es zu weiterer Gewebserschlaffung. Hautpartien sinken der Schwerkraft folgend ab, es entstehen Falten. Dieses **Faltengesicht** ist durch eine intensive Entgiftung während der Mayr-Therapie behandelbar.

Bei sehr langfristiger Schadstoffeinwirkung kommt es zum Verlust von Fettgewebe, Elastin- und Kollagenfasern. Die Knochen treten deutlicher hervor und die Spannkraft lässt so sehr nach, dass Falten sich tiefer eingraben und die Haut zunehmend dünner wird. Nun lässt sie sich weit vom Jochbogen abheben. Dies wird als **atrophisches Faltengesicht** bezeichnet.

Machen Sie selbst den Tonusprüfgriff

Mit Daumen und Zeigefinger erfassen Sie die Haut über Ihrem Jochbogen. Wie fühlt sich die Haut an? Sitzt sie straff über dem Knochen? Ist sie prall und dicht? Liegt eine gute Spannkraft vor? Oder ist die Haut dünn und weich? Lässt sie sich leicht abheben und hat an Spannkraft und Substanz verloren? Wenn ja, ist es höchste Zeit für eine Mayr-Kur!

Das Aussehen der Haut

Auch der Teint gibt über den Grad der Verschlackung eines Körpers Aufschluss. Ist Ihre Gesichtshaut rosig, rein und samtweich oder erscheint sie eher gelblich beziehungsweise gräulich verfärbt und weist Hautunreinheiten auf?

Bei Akne werden Darmgifte und Säuren vermehrt über die Haut ausgeschieden.

Wenn die Talgproduktion und der Säureschutzmantel der Haut sich ändern, können Keime eindringen und zur Entstehung von Pickeln und Pusteln beitragen.

Eine ausgeprägte Cellulite deutet ebenfalls auf eine Verschlackung und Übersäuerung des Unterhautfettgewebes hin. Schlacken verhindern den Nährstofftransport, was zu einem Mangel an straffendem Kollagen und Elastin führt.

Bei Ekzemen und Neurodermitis sollten Mayr-Ärztin oder -Arzt an Lebensmittelintoleranzen denken und entsprechende Tests (S. 70) durchführen. Eine Veränderung der Darmflora, eine Belastung mit Hefepilzen sowie Unverträglichkeiten von Lebensmitteln, zum Beispiel Kuhmilch, können die Ursache von Hauterkrankungen sein.

Strecken Sie ruhig mal die Zunge raus

Aus dem Aussehen der Zunge lassen sich ebenfalls Rückschlüsse auf den Gesundheitszustand ziehen. Normalerweise ist eine Zunge fest, rosig und ohne Belag. Eine geschwollene Zunge mit sichtbaren Zahneindrücken lässt auf Fehlverdauungsprozesse schließen. Risse in der Schleimhaut entstehen durch ein Zuviel an Säuren.

Strecken Sie sich vor dem Spiegel ruhig mal die Zunge heraus. Studieren Sie genau ihr Aussehen und die Farbe des Belags. Notieren Sie Veränderungen auf einem Zettel und berichten Sie Ihrer behandelnden Ärztin oder Ihrem behandelnden Arzt davon. Dies hat auch während der Mayr-Kur Sinn, da sich die Zunge von Tag zu Tag verändern kann.

Haare und Nägel

Gesundes Haar wirkt voll, ist elastisch, leicht gewellt und seidig. Werden die Haare fettiger oder spröde und trocken, so ist das ein eindeutiges Zeichen dafür, dass sie nicht mit dem versorgt werden, was sie benötigen. Die Aufnahme der Nährstoffe aus dem Darm ist nicht mehr gewährleistet, so führen Verdauungsstörungen zu einem sichtbaren Mangelzustand.

Die Nägel sind im Idealfall glatt, elastisch und von rosigem Aussehen. Eine schlechte Ernährung durch ein gestörtes Verdauungssystem lässt sie uneben, geriffelt und fleckig werden. Die mangelnde Elastizität macht die Nägel schließlich spröde und brüchig.

Haltung und Bauchform

Dr. F.X. Mayr entdeckte schon sehr früh, dass die Bauchform nicht nur mit dem Gewicht und der Verteilung des Körperfetts in Verbindung steht. Schlanke Frauen, die dazu noch sehr sportlich sind, können trotz ihrer idealen Körperformen über einen vorstehenden Bauch klagen. Übergewichtige Männer haben zuweilen einen stark geblähten Bauch, auch »Bierbauch« genannt, der aber mehr aus Luft als aus Fett besteht.

Es ist interessanterweise der Darm, der die Bauchform bestimmt. Dr. F.X. Mayr hat bestimmte Bauchformen und Haltungstypologien festgelegt, die Ihre Mayr-Ärztin oder Ihr Mayr-Arzt bei der Untersuchung feststellen wird und die Rückschlüsse auf Ihre Verdauung und Ihren Gesundheitszustand zulassen.

Durch Ernährungsfehler, Fehlverdauung (S. 18) und verzögerte Nahrungspassage kommt es im Darm zu Gärungs- und Fäulnisprozessen, die sich auf den Spannungszustand der Darmwand auswirken können und den Darm in unterschiedlicher Weise dehnen.

Gärungs- und Fäulnisprozesse im Darm und die Einwirkung der dabei entstehenden Toxine beeinflussen die Spannkraft der Darmwand.

Der Darm ist kein starres Rohr, und Fehlverdauungen können eine Veränderung seines Durchmessers bewirken. Gärung weitet den Darm, Entzündungsprozesse bewirken Verkrampfungen und somit eine Engstellung. Die veränderten Lumina (Hohlorgane) behindern die Passage des Nahrungsbreis, sodass dieser länger im Darm verbleibt. Weitere Fehlverdauungsprozesse (S. 18) sind die Folge.

Der Kotbauch: Je nach Zusammensetzung der Nahrung überwiegen bei Fehlverdauungen Fäulnis- oder Gärungsprozesse. Eiweißreiche Nahrung führt bei verzögerter Nahrungspassage eher zur Fäulnis, Stoffe wie zum Beispiel Indikan und Skatol sind als Endprodukte dieser Fäulnisprozesse im Stuhl nachgewiesen worden. Die entstehenden Toxine führen zu einer Erschlaffung des Darms. Die mit Nahrungsbrei gefüllten Darmschlingen sinken der Schwerkraft folgend nach unten und bilden den sogenannten **schlaffen Kotbauch**.

Finden gleichzeitig aufgrund von Lebensmittelintoleranzen, Candidabelastung oder Parasitenbefall Entzündungsprozesse im Dünndarm statt, wird vermehrt Lymphe gebildet. Die Dünndarmwurzel (Mesenterium) schwillt durch den vermehrten Abtransport von Lymphflüssigkeit an. Die Kombination aus Lymphansammlung in der Dünndarmwurzel bei gleichzeitiger Verkrampfung der Dünndarmschlingen durch die Entzündung lassen den Bauch wie eine spitze Kugel erscheinen. Diese Form wird **entzündlicher Kotbauch** genannt.

Die Haltung verrät viel: Ein veränderter Darm ruft unterschiedliche Körperhaltungen hervor. Der Darm benötigt in diesem Fall mehr Raum und der kann nur an drei Stellen gewonnen werden: durch Vorwölbung der Bauchdecke, durch Anhebung des Zwerchfells und durch Veränderungen der Wirbelsäule und des Beckens.

Der schlaffe Kotbauch schafft sich Platz, indem er wie ein Beutel vor der Bauchdecke hängt und durch die zusätzliche Krümmung der Wirbelsäule bei einem muskelschwachen Menschen eine **lässige Haltung** und bei stärkerer Ausprägung eine **Sämannshaltung** bewirkt. Wird die Wirbelsäule nicht gekrümmt, sondern gestreckt, bewirkt der schlaffe Kotbauch die sogenannte **Anlaufhaltung**.

Ganz anders verhält es sich mit dem entzündlichen Kotbauch. Er löst eine von Dr. F.X. Mayr bezeichnete **Entenhaltung** aus, die häufig bei Frauen anzutreffen ist. Sie nehmen eine entsprechende Schonhaltung ein, da die entzündeten Anteile des Dünndarms auf Gebärmutter, Eierstöcke und Blase drücken. Zum Schutz dieser Organe wird daher das Becken extrem nach hinten gekippt, der Druck verlagert sich dann nach vorn gegen die Bauchdecke. Es entsteht ein Spitzbauch. Durch die Schonhaltung wird der Po nach hinten herausgestreckt, ein Hohlkreuz mit all seinen nachfolgenden Problemen wie Kreuzschmerzen ist die weitere Folge.

Der Gasbauch: Bei vorwiegend kohlehydrathaltiger Nahrung, zum Beispiel Rohkost, Zucker und Getreide, bestimmen Gärungsprozesse den Verdauungsablauf. Dabei entstehen toxische Fuselalkohole wie Methanol und Äthanol. Die Gärung bewirkt gleichzeitig eine vermehrte Gasentwicklung. Diese Gase können die Darmschlingen enorm dehnen. Da Luft nach oben drängt, schafft sich der Darm zunächst durch die Vorwölbung der Bauchdecke zwischen Nabel und Brustkorb Platz. Die Mayr-Ärztinnen und -Ärzte nennen dies einen **beginnenden Gasbauch**.

Muskelstarke Menschen, meist Männer, entwickeln eine sogenannte **Habachthaltung**. Nicht nur die Bauchdecke wölbt sich vor, auch das Zwerchfell wird nach oben gedrückt. Der beginnende Gasbauch ist nur der Anfang. Bei stärkerer Ausprägung wird die gesamte Bauchdecke vom Schambein bis zum Brustkorb wie eine große Kugel nach vorn gedehnt. Der Darm mit seinen stark geblähten Schlingen benötigt so viel Raum, dass er das Zwerchfell und den gesamten Brustkorb nach oben drängt. Automatisch kommt es zur Verkürzung des Halses. Menschen mit dieser Haltung werden als **Großtrommelträger** bezeichnet. Wenn in diesem Fall nicht nur Gärungs-, sondern auch Fäulnisprozesse den Verdauungsablauf bestimmen, liegt eine Kombination zweier Bauchformen vor: der **Gaskotbauch**.

Der verkrampfte Bauch: Eine weitere von der Norm abweichende Bauchform ist der **Kahnbauch**. Durch Hunger oder Unterernährung und länger anhaltende Einwirkung von Darmgiften zieht sich die Bauchdecke nach innen zurück. Der Bauch ist durch die Entzündung des Dünndarms hart, die Schlingen eng gestellt und verkrampft.

Machen Sie den Test: Stellen Sie sich unbekleidet und entspannt seitlich vor einen großen Spiegel und versuchen Sie selbst zu beurteilen, welche Bauch- und Haltungsform Sie haben. Die genannten Typologien geben auch dem Laien einen Anhaltspunkt.

Was wird untersucht?

Das äußere Erscheinungsbild

Für die körperliche Untersuchung vor einer Mayr-Therapie müssen Sie Ihre Oberbekleidung ablegen. Zunächst überprüft die Ärztin oder der Arzt Ihre Körperhaltung und Ihre Bauchform, während Sie stehen. Auch die Halslänge und der Abstand der Schulterblätter zueinander lassen Rückschlüsse auf die Veränderungen des Brustkorbs infolge der Verdrängung durch den Verdauungsapparat zu. So hat zum Beispiel ein »Großtrommelträger« einen großen Schulterblattabstand, während bei einer »Entenhaltung« ein verringerter Abstand nachzuweisen ist.

Während Sie liegen, werden dann Haut, Haare und Nägel betrachtet, deren Veränderungen durch Verschlackung bereits beschrieben wurden (S. 63).

Die Beschaffenheit der Zunge und deren Belag zeigen den Grad der Übersäuerung und die Belastung einzelner Organe, zum Beispiel der Leber, an.

Das organische Erscheinungsbild

Mit einem leichten Klopfen der Finger auf Bauchdecke und Brustkorb, der Perkussion, können Mayr-Ärztin oder -Arzt die Größe einzelner Organe und deren Beschaffenheit und Abstand zueinander feststellen.

Dabei sind folgende Fragen zu beantworten:

- Liegt ein Zwerchfellhochstand vor, weil der Darm die Lunge nach oben drängt?
- Ist die Leber vergrößert, weil sie durch Darmtoxine stark belastet wird?
- Klingt der Darm beim Beklopfen hohl, weil er durch Gase überbläht wird?
- Werden beim Beklopfen des Magens oder des Darms Schmerzen ausgelöst, was bei entzündlichen Veränderungen der Fall ist?

Im nächsten Untersuchungsschritt werden die Bauchorgane abgetastet, was völlig schmerzfrei verläuft. Bei dieser Palpation wird die Abwehrspannung und Härte des Darms geprüft, denn diese gibt Aufschluss über seinen Entzündungsgrad.

Des Weiteren werden durch Abmessungen mit den Händen, und evtl. einem Lineal, Ihre Bauchmaße festgestellt. Damit wird der Raum definiert, den Ihre Verdauungsorgane einnehmen.

Mayr-Ärztin oder -Arzt werden Ihnen gern die Untersuchungsergebnisse mitteilen und erklären. Im Verlauf der Therapie werden Perkussion, Palpation und Feststellungen der Bauchmaße regelmäßig wiederholt, um den Therapieerfolg zu überprüfen.

Allgemeine Messparameter

Am Ende der körperlichen Untersuchung steht die Feststellung des Gewichts auf der Waage sowie das Messen des Blutdrucks. Beide Parameter können sich während der Kur verändern und werden deshalb immer wieder überprüft.

Mit den Untersuchungen nach Mayr kann während der Kur Ihr Therapieerfolg festgestellt werden. Ihr subjektives Wohlbefinden lässt sich somit objektiv nachweisen und wird Sie motivieren, die Therapie fortzusetzen.

Ergänzende Untersuchungen

Eine gründliche körperliche Untersuchung nach der Mayr-Diagnostik kann durch weitere Verfahren noch ergänzt werden.

Es hat in jedem Fall Sinn, mindestens einmal im Jahr auch einen schulmedizinischen Gesundheitscheck durchführen zu lassen. Welche zusätzlichen Untersuchungen sinnvoll sind, sollten Sie mit Ihrer behandelnden Mayr-Ärztin oder Ihrem behandelnden Mayr-Arzt besprechen. Sie oder er kann diese Untersuchungen entweder selbst durchführen oder Sie an eine entsprechende Kollegin oder einen Kollegen weiterleiten. Das hängt von der Art Ihrer Beschwerden ab.

Labor

Grundsätzlich ist eine allgemeine Blutuntersuchung sehr empfehlenswert. Sie liefert Erkenntnisse über Grunderkrankungen wie Diabetes, Gicht, Leberbelastungen beziehungsweise die Höhe des Cholesterinspiegels sowie über mögliche andere Stoffwechselbelastungen.

Inzwischen gibt es auch weitere Blutparameter, wie Homocystein oder Lipoprotein (a), die Ihr persönliches Herz-Kreislauf-Risiko anzeigen können.

Aber auch eine Vollblutmineralanalyse ist durchaus sinnvoll, da es durch die häufig anzutreffende Übersäuerung des Organismus zu Defiziten an Mineralien wie Zink, Magnesium und Kalium kommen kann.

Bei Stoffwechselerkrankungen, aber auch zur Krankheitsprophylaxe ist die Erfassung des Fettsäurestatus im Blut zu erwägen. Denn Fett ist nicht gleich Fett. Es gibt sozusagen gute und schlechte Fette. Schlechte Fette, wie Transfette und gesättigte Fette, belasten den Organismus und können zu Zivilisationskrankheiten, beispielsweise Arteriosklerose, führen. Gute Fette, wie zum Beispiel Omega-3-Fettsäuren, können Erkrankungen verhindern oder lindern.

Zurzeit werden bei Lebensmittelintoleranzen Antikörpersuchtests im Blut angeboten.

Weiterhin gibt es auch eine Reihe von biologischen Testverfahren, durch welche man die Ursachen Ihrer Beschwerden noch besser identifizieren kann.

Funktionelle Myodiagnostik

Bei der Funktionellen Myodiagnostik (FMD) handelt es sich um ein ganzheitliches Diagnoseverfahren. Durch standardisierte Tests, bei denen auf ein oder mehrere Muskeln ein Probereiz ausgeübt wird, kann ermittelt werden, ob ein Muskel durch diesen Reiz geschwächt wird.

Der Patient wird aufgefordert, den zu testenden Muskel, zum Beispiel den Deltoideus an seinem ausgestreckten Arm, gegen den leichten Druck des Untersuchers an seinem Platz zu halten. Der Muskel wird bei allem nachgeben, was vom Körper ungünstig oder als Belastung empfunden wird. Es kann auch geprüft werden, was den Muskel stärkt, das heißt dem Körper guttut, wie Vitamine oder Mineralien.

Die Funktionelle Myodiagnostik (FMD) ermöglicht es dem Untersucher, schnell, einfach und ohne Apparate einen Einblick in das körperliche Befinden des Patienten zu bekommen.

Gesundheits-Test

Der FMD-Test

Vor einer Mayr-Kur sollte unbedingt geprüft werden, ob der oder die Kurende Milch verträgt.

Bei der Funktionellen Myodiagnostik (FMD) wird das entsprechende Lebensmittel auf die Zunge gegeben. Reagiert der zu testende und vorher starke Muskel mit einem Nachlassen seiner Kraft, so weiß der Untersucher (und auch spürbar der Patient), dass die Milch nicht vertragen wird und deshalb die Kur auf keinen Fall mit Milchzulagen geführt werden darf, da sich die Beschwerden in diesem Fall noch verschlimmern würden.

Mit diesem einfachen Test können völlig unkompliziert und schonend auch andere häufig vorkommende Lebensmittelunverträglichkeiten diagnostiziert werden. Es kann sogar die Belastung des Darms mit Hefepilzen oder Parasiten durch einen FMD-Test festgestellt werden.

Die Funktionelle Myodiagnostik kann aber noch wesentlich mehr: Über den Muskelreaktionstest lässt sich sogar ein Mangel an Mineralien, Spurenelementen, Vitaminen sowie die Effektivität von Medikamenten individuell erfassen.

Weitere Testverfahren

Als komplementäre Testverfahren gelten die Bioresonanz und die Elektroakupunktur nach Voll. Welches Verfahren zur Testung Ihrer Beschwerden gewählt wird, sollten Sie Ihrer Ärztin oder Ihrem Arzt überlassen. Bei entsprechenden Beschwerden sollte jedoch immer nachgeforscht werden, ob Allergien, etwa Lebensmittelunverträglichkeiten bestehen. Weiterführende Literatur zum Thema finden Sie im Anhang.

Die Vorkur

Als sanften Übergang in die Mayr-Therapie bietet sich eine Vorkur von drei bis sechs Tagen an. Hierbei wird der Organismus schonend auf die Ernährungsumstellung während der Mayr-Kur vorbereitet. Die sogenannte Rückvergiftung der ersten Tage kann auf diese Weise abgemildert werden.

Was sollte ich essen?

Während der Vorkur sollten Sie nur gut bekömmliche Bio-Lebensmittel essen: also hauptsächlich Gemüse, Kartoffeln, in Maßen Fisch oder mageres Fleisch, alles schonend zubereitet (siehe Rezepte, S. 177). Meiden Sie Kaffee, Alkohol, fette Speisen, Paniertes, Gebackenes, Süßigkeiten und blähende Gemüse wie Hülsenfrüchte oder Kohl. Salate und Obst sollten Sie reduzieren und – wenn überhaupt – nur bis zur Mittagszeit essen.

Wie oft sollte ich essen?

Sie nehmen idealerweise drei Mahlzeiten am Tag zu sich: die Hauptmahlzeit mittags und die kleinste Mahlzeit möglichst am Abend.

Wenn Sie mittags nicht zum Essen kommen, verlegen Sie diese Mahlzeit einfach auf den Nachmittag. Die Abendmahlzeit ersetzen Sie dann durch mehrere Tassen (ungezuckerten) Kräutertee evtl. mit etwas Honig.

Alles, was Sie essen, sollten Sie bewusst gut durchkauen. So kosten Sie jede Speise besser aus und sind eher gesättigt. Rezepte für die Vorkur finden Sie weiter hinten im Buch (S. 177).

Das Kurgebäck

Beginnen Sie jetzt schon, sich mit dem Kurgebäck zu beschäftigen. In der Regel genügt ein altbackenes Weißmehlbrötchen, das Sie in Scheiben geschnitten zum Üben verwenden. Während der Kur ist ein Dinkelbrötchen aus Auszugsmehl am besten. Viele Bäcker bieten solche Brötchen bereits an. Sie können auch gut getrocknet auf Vorrat eingefroren werden. Sollten Sie keine Brötchen bekommen, backen Sie sie einfach auf Vorrat selbst.

Die Kursemmel Die Kursemmel muss die richtige Konsistenz zum Kauen haben. Sie darf weder zu weich noch zu hart sein und schon gar nicht bröseln. Das klingt einfach, hängt aber entscheidend von Produktion, Lagerung und Luftfeuchtigkeit ab. Wenn diese drei Punkte nicht optimal stimmen, kann die Semmel sogar schimmelig werden. Frische Semmeln, auch aus Dinkelauszugsmehl, werden heute von vielen Bäckern hergestellt. Sie sollten die frischen Kursemmeln 3–4 Tage vor Kurbeginn besorgen. Getrocknet werden sie auf einem Holzrost, damit die Luft gut zirkulieren kann.

Nach 2–3 Tagen Trocknungszeit werden die Kursemmeln mit einem scharfen Sägemesser in 10–12 Scheiben geschnitten. Bei Bedarf werden die Semmeln einzeln in Klarsichtfolie verpackt und auf Vorrat eingefroren und 1–2 Stunden vor Gebrauch wieder aufgetaut.

Wichtig: Die Kursemmeln sollten immer nur für den betreffenden Tag aufgetaut werden. Rechnen Sie 2 bis 3 Semmeln pro Tag, für Frühstück, Mittag- und eventuell Abendessen.

Die Semmeln für den jeweils nächsten Tag sind in einer guten Stunde bei Zimmertemperatur aufgetaut. Machen Sie ein Ritual daraus: Geben Sie die geschnittene Kursemmel auf eine schöne Serviette, damit sie stets appetitlich aussieht. Wie die einzelnen Semmelscheiben gegessen werden sollen, um die maximale Kauschulung zu erreichen, erfahren Sie unter der Überschrift »Esskultur nach F.X. Mayr« (S. 79).

Fladenbrot ohne Hefe Falls Sie bei Ihrem Bäcker keine guten Dinkel-Kursemmeln oder hefefreien Dinkelfladen bekommen, können Sie sich die Fladen schnell und einfach selbst backen. Brotfladen brauchen Sie nicht länger liegen zu lassen. Sie werden ohne Hefe gemacht und können daher abgekühlt schon gegessen werden. Allerdings sollten Sie hier umso mehr darauf achten, dass Sie nur kleine Stücke in den Mund nehmen und diese sorgfältig kauen und einspeicheln. Die Rezepte finden Sie weiter hinten im Buch (S. 177).

Entschlackung schon vor der Kur

Lösen Sie 1 Teelöffel Bittersalz in ⅛ Liter warmem Wasser auf und trinken Sie das Glas morgens nüchtern schluckweise oder in einem Zug leer. Bei Bedarf können Sie zur Geschmacksverbesserung einige Tropfen Zitronensaft hinzufügen.

Sie werden durch das Bittersalz einmal oder mehrmals täglich einen breiigen bis flüssigen Stuhlgang haben. Keine Angst, hierbei handelt es sich nicht um einen krankhaften Durchfall, sondern um die notwendige und durchaus gewollte, heilsame Spülung des Darms.

Umso wichtiger ist es, dass Sie auch jetzt schon 2–3 Liter täglich trinken, am besten Wasser, stilles Wasser und Kräutertees (S. 88).

Um einen möglichen Mineralverlust zu vermeiden und einer Übersäuerung des Organismus entgegenzuwirken, nehmen Sie auch in der Vorkur Basenpulver (S. 76) ein. Sie können bereits morgens davon 1 Teelöffel in die Bittersalzlösung mischen.

Kapitel 3
Der Kurfahrplan

So, nun ist es endlich so weit: In diesem Kapitel leiten wir Sie Tag für Tag durch die Mayr-Kur. Sie kennen jetzt die notwendigen Hintergründe und haben vielleicht auch schon mit einer Mayr-Ärztin oder einem Mayr-Arzt gesprochen. Sie sind also bestens vorbereitet.

Der Mayr-Kur-Tag

Jeder Tag während einer Mayr-Kur folgt einem bestimmten Rhythmus. Daher schildern wir Ihnen im Folgenden zunächst den allgemeinen Ablauf der Kurtage. Wir haben Ihnen für jede Woche eine Einkaufsliste zusammengestellt. Die Rezepte finden Sie in einem eigenen Kapitel im Anschluss an den Kurfahrplan.

Starten mit Bittersalz

Stehen Sie morgens möglichst früh auf und beginnen Sie den Tag, indem Sie das Fenster öffnen und einige Minuten tief ein- und ausatmen.

Gleich danach trinken Sie Ihr Bitterwasser. Lösen Sie dafür 1 Teelöffel Magnesiumsulfat (Bittersalz) in ¼ Liter warmem Wasser auf. Um die Bitterstoffe abzumildern, können Sie das Bittersalz bereits am Abend zuvor in einer kleinen Menge Wasser auflösen und über Nacht in den Kühlschrank stellen. Am nächsten Morgen füllen Sie das Glas dann mit warmem Wasser auf.

Magnesiumsulfat wirkt im Darm osmolar, es zieht also Wasser an und spült somit den Darm. Bittersalz verursacht (eventuell mehrmals täglich) flüssigen Stuhlgang. Dieser ist nicht zu verwechseln mit krankhaftem Durchfall, der zu Bauchkrämpfen führt und in den meisten Fällen nicht angehalten werden kann.

Abpuffern mit Basenpulver

Zur Abmilderung von Fastenkrisen und einer Übersäuerung des Organismus sollten Sie mindestens dreimal täglich zwischen den Mahlzeiten Basenpulver trinken. Bei Bedarf auch häufiger. Morgens können Sie das Basenpulver gleich mit dem Bittersalz zusammen in einem

Glas auflösen. Basenpulver besteht aus verschiedenen basischen Mineralien.

Rezept für die Zusammenstellung des Basenpulvers nach Prof. Stossier

- Na_2HPO_4 10 g
- $NaHCO_3$ 80 g
- $CaCO_3$ 70 g
- K-citrat 20 g
- Mg-citrat 20 g

Für die ideale Mischung wird 1 gestrichener Teelöffel Basenpulver in ¼ Liter lauwarmem Wasser aufgelöst. Die abendliche Einnahme vor dem Schlafengehen ist besonders wichtig, da die Mineralien die Entgiftungsarbeit der Leber in der Nacht unterstützen.

Basenpulver kann man auch in Tablettenform zu sich nehmen, zum Beispiel Natriumbikarbonattabletten oder Bullrich's Vital Tabletten. Die Dosierung ist im Normalfall dreimal täglich 3–4 Tabletten.

Wichtig: Allergiker und Menschen mit Lebensmittelintoleranzen sollten bei Basentabletten vorsichtig sein, denn Füll- und Zusatzstoffe können zu Unverträglichkeiten führen. In diesem Fall sollte man sich das Basenpulver in einer Apotheke anmischen lassen.

Bewegung tut gut

Wenn es möglich ist, sollten Sie sich morgens nach dem Bitterwassertrinken mindestens 15 Minuten Zeit für Bewegungsübungen nehmen. Damit ist kein Leistungssport gemeint, sondern Bewegung, die Spaß macht und den Körper nicht überfordert, wie zum Beispiel Gehen in frischer Luft, Nordic Walking oder Fahrradfahren.

Frisch in den Tag Nach der Bewegung sind Sie zwar schon wacher, aber damit der Kreislauf richtig in Schwung kommt, gehören zum morgendlichen Ritual ein Kneipp'scher Guss und das Trockenbürsten der Haut. All das nimmt nicht viel Zeit in Anspruch.

Das Frühstück

Ihr Frühstück besteht während der dreiwöchigen Kur aus ein bis zwei Dinkel-Kursemmeln oder Dinkelfladen aus Auszugsmehl (S. 179), ½ Tasse Milch-Malzkaffee oder Kräutertee sowie einem Eiweiß-, Gemüse- oder Oliven-Aufstrich Ihrer Wahl (S. 181). Gehen Sie bei der Wahl des Brotaufstrichs nach Ihrem Geschmack, sie können die einzelnen Aufstriche auch beliebig austauschen.

Bei tierischer Milchunverträglichkeit und für Veganer empfehlen wir ungezuckerte Reismilch, Hafermilch, Dinkelmilch, Mandelmilch, Haselnussmilch, Kokos- oder evtl. Sojamilch. Es gibt aber auch veganen Joghurt, Sauerrahm und Quark oder vegane Crème fraîche, Buttermilch, Butter und Sahne. Sprechen Sie auch mit Ihrer Mayr-Ärztin oder Ihrem Mayr-Arzt, welches Lebensmittel sie oder er als sinnvolle Alternative empfiehlt. Laktosefreie Milch und deren Produkte gibt es überall im Handel. Zu unterscheiden ist: Geht es bei der Unverträglichkeit um Kuhmilcheiweiß oder um den Milchzucker (Laktose).

Wenn Sie eine biologische Vorzugsmilch bekommen können, dann sollten Sie diese für Ihre Kur nehmen. Sie enthält viele Keime, die Ihre Darmflora benötigt. Alternativ kaufen Sie beste Bio-Frischmilch. Nicht geeignet ist jede Form von haltbarer Milch. Auch geeignet ist Bio-Naturjoghurt im Glas aus Schafs- oder Ziegenmilch.

Esskultur nach F.X. Mayr

Schneiden Sie die Kursemmel in Scheiben oder brechen Sie ein Stück vom Dinkel-Fladen ab. Bestreichen Sie dieses Stück mit etwas Brotaufstrich Ihrer Wahl. Nehmen Sie einen kleinen Bissen in den Mund und kauen Sie genüsslich und so lange, bis ein flüssiger Brei entsteht.

Am Anfang zählen Sie am besten jede Kaubewegung, bis es zur Routine wird. Sie sollten jeden Bissen gut einspeicheln und 30–40 Mal kauen! Dann nehmen Sie einen Teelöffel Milch (beziehungsweise Milch/Malzkaffee, Schafs-Joghurt, Basensuppe, Tee oder ein entsprechend vorgeschriebenes Lebensmittel) und vermischen alles in Ihrem Mund mit dem Nahrungsbrei, bevor Sie ihn hinunterschlucken.

Trinken, trinken, trinken

Um Darmgifte, Säuren und Schlacken zu lösen und auszuscheiden, müssen Sie ausreichend trinken. Diese Flüssigkeit nehmen Sie in Form von Quellwasser, stillem Wasser und dünn gebrühten Kräutertees (S. 88) zu sich. Zur Abwechslung löffeln Sie einmal pro Tag eine Tasse frisch zubereitete klare Basen-Gemüsebrühe (S. 180). Trinken Sie mindestens 3 Liter Flüssigkeit täglich. Nach der anfänglichen Umstellung werden Sie diese Gewohnheit liebgewinnen.

Das Mittagessen

Frühestens vier bis fünf Stunden nach dem Frühstück nehmen Sie Ihr Mittagessen ein. Dieses besteht je nach Kurwoche aus einer altbackenen Dinkel-Kursemmel oder einem Dinkelfladen mit Brotaufstrich, einer pürierten Gemüse-Basensuppe, einem Getreidegericht mit Gemüsebeilage oder einem zarten Fisch- beziehungsweise leichtem Fleischgericht mit Gemüse der Milden Ableitungsdiät. Die Abfolge der einzelnen Gerichte im Kurfahrplan ist aber als Vorschlag zu verstehen.

Innerhalb einer Woche können Sie die Gerichte untereinander beliebig tauschen oder, wenn Sie eines nicht mögen, ein anderes wählen. Sie können auch mehrmals hintereinander das gleiche Gericht essen, wenn Sie es gut finden, Fisch- und Fleischgerichte aber nur alle 2 Tage. Sie können auch rein vegetarische Gerichte auswählen.

Egal was Sie essen, wichtig ist, dass alles intensiv durchgekaut und so dem Darm gut vorverdaut angeboten wird.

Planen Sie für Ihr Essen mindestens 30 Minuten Zeit ein. Essen Sie bewusst in Ruhe und genießen Sie es. Langsames Essen fördert außerdem das Sättigungsgefühl; wenn Sie zu schnell essen, bekommen Sie auch schnell wieder Hunger. Zu Hause sollten Sie sich nicht durch Zeitung, Fernsehen, Smartphone oder andere zusätzliche Beschäftigungen ablenken lassen. An Ihrem Arbeitsplatz müssen Sie sich ebenfalls eine Auszeit nehmen.

Der Nachmittag

Der Nachmittag ist je nach Ihrer Verfassung der Ruhe oder der Bewegung gewidmet. Im Kurfahrplan werden Sie viele Vorschläge finden, von der Meditation bis hin zum Joggen. Verstehen Sie sie nicht als Vorschrift, sondern als Anregung. Gehen Sie bei der Auswahl nach Ihrem Gefühl, Sie können selbst am besten entscheiden, was augenblicklich für Sie angebracht ist. Aber scheuen Sie sich auch nicht davor, Neues auszuprobieren. Die Kur bietet Ihnen die Möglichkeit, andere Wege zu beschreiten.

Das Abendessen

Das Abendessen ist immer die kleinste Mahlzeit des Tages. Sie besteht aus ein bis zwei Tassen Kräutertee, in den Sie jeweils einen Teelöffel guten Honig und den Saft einer ausgepressten Orangenspalte hineingeben. Als Tee am Abend eignen sich blähungshemmende Sorten wie Anis, Fenchel und Kümmel oder beruhigende Kräuter wie Johanniskraut, Kamille oder Melisse.

Wenn Sie auf die Kursemmel verzichten können, umso besser, dann entlasten Sie in der Nacht den Darm. Das ist insbesondere für diejenigen angeraten, die während der Kur an Gewicht verlieren möchten.

Die erste Woche

Die kommenden sieben Tage stehen ganz im Zeichen der Entgiftung. Da die im Darm befindlichen Giftstoffe (Toxine) in manchen Fällen nicht so schnell ausgeschieden werden können, kommt es zu Beginn der Kur manchmal zu einer Überschwemmung des Organismus mit Darmgiften. Diese Rückvergiftung führt dann zu leichten bis stärkeren Befindlichkeitsstörungen wie Kopfschmerzen, Müdigkeit, Stimmungsschwankungen, Antriebslosigkeit oder Übelkeit.

Das Augenmerk in der ersten Woche sollte daher auf einer raschen Ausscheidung der Giftstoffe liegen. Des Weiteren müssen sich Körper und Psyche auf die veränderte Ernährungsweise einstellen.

Im Mittelpunkt der ersten Woche stehen das Einüben und die konsequente Einhaltung der Mayr'schen Esskultur.

Die erste Woche erfordert mehr Disziplin als die nachfolgende Zeit: Sie nehmen zum Frühstück ein oder zwei Kursemmeln mit Brotaufstrich und Milch/Malzkaffee, Kräutertee oder einen Schafsjoghurt zu sich, mittags eine Kursemmel und eine Tasse pürierte Basensuppe sowie abends Kräutertee und bei Bedarf noch eine Kursemmel.

Trotz dieser Reduzierung werden Sie keinen Hunger verspüren, Lust auf andere Nahrungsmittel vielleicht, aber keinen Hunger. Der Grund für dieses Ausbleiben des Hungergefühls ist das intensive Kauen und Auskosten jedes Bissens sowie die Konsistenz der Kursemmel, die nicht zu weich und zu frisch sein darf und zum Kauen und Einspeicheln zwingt.

Einkaufsliste: erste Woche (Bio-Qualität)

Tag 1

- 250 g Magerquark oder Schafsquark (alternativ: veganer Quark)
- 1 Becher Hüttenkäse (Cottage Cheese) oder Gervais (alternativ: veganer Käse)
- ½ l frische Milch oder Pflanzenmilch
- ¼ l Sahne oder vegane Sahne
- je ⅛ l bestes kalt gepresstes Leinöl und Olivenöl
- 2 kg Kartoffeln, mehligkochend
- 300 g junges Wurzelgemüse (Karotten, Pastinaken, Sellerie)
- 1 kleines Glas pflanzliche Streuwürze ohne Hefe und Glutamat
- 1 Dose feines Meersalz
- 1 Becher Sauerrahm (alternativ: veganer Sauerrahm oder Pflanzencreme), frische Küchenkräuter (Thymian, Oregano), Muskatnuss ganz zum Reiben

Tag 2

- 150 g Forellenfilet, geräuchert, ohne Haut (alternativ: Naturtofu)
- 150 g Thunfisch im Glas, in Wasser eingelegt (alternativ: veganer Käse)
- ca. 300 g Sellerieknolle
- 1 Becher Crème fraîche (alternativ: veganes Produkt oder Pflanzencreme), frische Gartenkräuter (Kerbel, Dill)

Tag 3

- 250 g zart geräucherte Hühner- bzw. Putenbrust oder Rinderschinken
- ⅛ Becher Sahne (alternativ: vegane Sahne oder Pflanzencreme)
- 500 g Karotten frische Küchenkräuter (Majoran, Thymian)

Tag 4

- 30 g Sesam, geschält, oder besser 1 Glas Sesampaste
- ⅛ l gutes, kalt gepresstes Sesamöl oder Olivenöl
- 200 g bzw. 1 Stück Fenchelknolle mit Grün

Tag 5

- 250 g frischer Natur-Tofu
- 1 kleines Glas Basilikum-Pesto
- ⅛ l Sahne oder vegane Sahne
- ½ l Milch oder Pflanzenmilch, frische Gartenkresse oder andere Küchenkräuter, etwas Kümmel

Tag 6

- 250 g Schafs- oder Ziegen-Frischkäse (Konsistenz wie Quark) oder veganer Käse
- 200 g Kürbis (Hokkaido oder Muskat)
- 200 g Wurzelgemüse, frisches Kerbelkraut

Tag 7

- 100 g frischer Naturtofu
- 100 g Schafs- oder Ziegenkäse oder veganer Käse
- 50 g gute, grüne Oliven, entsteint
- 200 g Petersilienwurzeln (oder Pastinaken)
- ⅛ l Crème fraîche (alternativ: veganes Produkt)

Außerdem

- 11–14 Dinkel-Weißmehlbrötchen (oder Zutaten für selbstgebackene Kursemmeln (S. 178) oder Fladen (S. 179))
- Basenpulver (S. 76) aus der Apotheke
- 250 g Bittersalz
- verschiedene Kräutertees (S. 88)
- Malzkaffe
- Natur-Honig, 1 Zitrone und Orange
- Quellwasser, Tafelwasser oder stilles Wasser

Frische Produkte

Wenn Sie die Möglichkeit haben, auf dem Markt frische Produkte von bester Bioqualität einzukaufen, dann gehören Sie zu den privilegierten Menschen. Nutzen Sie diese Gelegenheit unbedingt, damit tun Sie sich wirklich etwas Gutes. Die saisonalen und unbehandelten Produkte, frisch vom Erzeuger eingekauft, sind das wertvollste Grundmaterial, das wir verarbeiten können. Je eher die frisch gekauften Gemüse und Kräuter verbraucht werden, desto höher ist ihr Nährwert. Kaufen Sie lieber kleine Mengen und achten Sie dafür auf beste Qualität. Und gehen Sie möglichst nicht einkaufen, wenn Sie hungrig sind!

Lebensmittel richtig lagern

In einem kühlen Schrank: jeweils kleine Mengen Risotto-Reis, Hartweizengrieß-Nudeln, evtl. etwas pflanzliche Streuwürze, Haferflocken, Hirse, Mais, Buchweizen, Quinoa, Meersalz, Trockengewürze sowie diverse Teemischungen.

Im Kühlschrank: kleine Einheiten Sauerrahm- oder Süßrahmbutter (auch vegan erhältlich), kalt gepresstes Leinöl und alle anderen kalt gepressten Pflanzenöle, Hühnereier (Freiland), Sauerrahm, Crème fraîche, Milch, pflanzliche Hafer- oder Reismilch, Schafs- oder Ziegenkäse, Mozzarella, Magerquark, süße Sahne, Hüttenkäse, Joghurt, Schnittkäse, Aufstriche.

Im Gemüse-Kühlfach: kleinere Mengen Karotten, Sellerie, Petersilienwurzeln, Stangensellerie mit Grün, Fenchelknollen, mehligkochende, gewaschene Kartoffeln, frische Petersilie, Basilikum, Majoran, Oregano, Liebstöckel oder kleine Gläser Frischkräuter in Öl eingelegt, Rispen-Tomaten, Zucchini, Auberginen, gelbe Rüben.

Achten Sie darauf, das Gemüse nicht in Plastikfolie einzulagern. Decken Sie es lieber mit einem feuchten Tuch zu.

Einkauf im Supermarkt und trotzdem Bio

Fast jeder größere Supermarkt hat heutzutage schon eine eigene Bioecke, wo Sie gute Produkte aus kontrolliert biologischem Anbau kaufen können. Achten Sie auf Herkunft und beste Qualität bei den einzelnen Lebensmitteln. Vor allem aber achten Sie darauf, dass Sie Gemüse und Obst entsprechend der Jahreszeit kaufen, denn davon hängt wesentlich der Geschmack ab. Wenn Sie auf einem Bauernmarkt einkaufen, werden Sie schnell merken, zu welcher Jahreszeit welche Produkte wachsen.

Woran Sie noch denken müssen

Bittersalz und Basenpulver beziehungsweise Basentabletten gibt es in allen Apotheken zu kaufen. Denken Sie bitte schon mehrere Tage vor Kurbeginn daran, da einige Apotheken die Zutaten für das Basenpulver erst bestellen müssen. Außerdem sollten Sie rechtzeitig die Lebensmittel entsprechend der Einkaufsliste besorgen, die frischen Sachen allerdings nicht zu früh, damit sie auch frisch bleiben.

Da das Getreide für Brötchen sowie Gemüse und Kartoffeln für die Klare Gemüsebrühe und Basensuppen möglichst nicht durch Giftstoffe wie Pestizide und Dünger belastet sein sollten, kaufen Sie diese Produkte am besten im Bioladen. Die Brötchen oder Fladen können Sie auch selbst backen (S. 177), mindestens zwei Tage vor Beginn der Kur. Am besten, Sie kaufen oder backen gleich eine größere Menge an Dinkelfladen oder Kursemmeln. Die getrockneten und geschnittenen Kursemmeln frieren Sie einzeln verpackt ein und holen dann die entsprechende Menge zwei Tage vor dem Verzehr aus der Gefriertruhe. Bei Dinkelfladen reicht es, wenn diese 1–2 Stunden vorher herausgenommen werden.

Wie wird ein Brötchen zur Kursemmel?

Erst durch die Lagerung wird aus einem Brötchen eine Kursemmel. Je nach Luftfeuchtigkeit dauert es meist zwei Tage, bis aus einem frischen weichen Brötchen eine noch mit dem Daumen eindrückbare Semmel wird.

Lagern Sie die Brötchen bzw. Semmeln auf einem Holz-Rost, mit einem trockenen Tuch abgedeckt, und prüfen Sie zwischendurch die Konsistenz. Die Kursemmel muss zäh sein, sie darf nicht zu hart werden und schon gar nicht bröcklig wie Zwieback, das erschwert unnötig das Kauen und Einspeicheln. Zu frische, weiche Kursemmeln erzeugen Blähungen und machen nicht satt. Die Dinkelfladen sind ohne Hefe und können bereits nach dem Auskühlen gegessen werden.

Welche Teesorten?

Zu Beginn kaufen Sie sich am besten einen qualitätvollen, losen Kräutertee, den Sie gerne mögen. Verboten sind schwarzer Tee und vorerst grüner Tee. Meiden Sie auch rote Teesorten (Früchtetees), da diese häufig säuern.

Für jede Tageszeit und jede Befindlichkeit gibt es einen passenden Tee: Probieren Sie morgens Brennnessel zur Anregung der Nieren oder Lindenblüte zur Steigerung der Abwehrkräfte. Mittags beruhigt Eisenkraut die Nerven, Schafgarbe besänftigt den Magen. Abends hilft Fenchel bei Blähungen, und Melisse entspannt.

Interessante Teemischungen

- **Basentee:** 20 % Alantwurzel, 30 % Heidekraut, 50 % Brennnesselblätter
- **Sportlertee:** je 10 % Apfelspalten, Birnenspalten, Pfefferminzblätter, Hibiskusblüten, je 40 % entkernte Hagebutten und Brombeerblätter
- **Herztee:** je 30 % Weißdornblüten und Gänsefingerkraut, 40 % Melissenblätter
- **Lebertee:** 20 % Wermut, 40 % Johanniskraut, 40 % Odermenning
- **Leibtee:** 50 % Schafgarbe, 20 % Fieberklee, 30 % Steinkleekraut
- **Magentee:** je 10 % Tausendguldenkraut und Kalmuswurzel, 50 % Käsepappel, 30 % Leinsamen
- **Mineraltee:** je 40 % Brennnessel und Zinnkraut, 20 % Quendel
- **Nerventee:** 40 % Rosmarin, 20 % Kalmuswurzel, 40 % Wilder Majoran
- **Schlaftee:** 50 % Melissenblätter, 30 % Hopfenzapfen, 20 % Lavendelblüten
- **Infekttee:** 40 % Birkenblätter, 10 % Eibischblätter, 20 % Quendel, 30 % Eukalyptus

Die richtige Zubereitung Ein kleiner Löffel geschnittene, getrocknete Teeblätter (die mit 3 Fingern [vgl. oben] erfasste Menge) wird in ein Haarsieb, eine Teeglocke oder einen Teefilter gegeben und mit siedendem Wasser (1 Liter) überbrüht. Sie lassen den Tee 2 Minuten ziehen und seihen ihn ab. Machen Sie immer blonde, das heißt sehr helle Tees! Falls von Ärztin oder Arzt erlaubt und verträglich, wird am Abend ein Teelöffel echter Bienenhonig (nicht mehr) und etwas Zitronen- oder Orangensaft hinzugefügt. Bienenhonig enthält Glukose, Fruktose, Spurenelemente, Aminosäuren, Fermente und Inhibine. Sie sollten Honig in gut verschlossenen Gläsern aufbewahren. Falls er kristallisiert, nie über 50 °C erwärmen, da sonst die Fermente zerstört werden. Honig ist als besonderes Gewürz zu verwenden.

Nehmen Sie speziell im Sommer für Ihre Kräutertees anstatt der getrockneten frisch geerntete Zitronenmelisse, Minze, Rosmarin, Spitzwegerich, Schafgarbe usw. Sie verstärken dadurch den Geschmack und die Wirkung.

Der 1. Kurtag

Endlich, der erste Tag Ihrer Mayr-Kur beginnt. Da Sie sich gerade heute viel Zeit für sich und Ihren Körper nehmen sollten, beginnen Sie am besten an einem Wochenende. Jeder Tag der Kur verläuft natürlich nach festen Regeln, trotzdem wird jeder Tag anders erlebt.

Nehmen Sie sich heute, wenn möglich, mehrere Auszeiten, das heißt, ruhen Sie sich aus und folgen Sie dem Ruhebedürfnis Ihres Körpers. Der Organismus muss sich auf die veränderte Ernährungsweise einstellen. Außerdem können sich in den ersten Tagen Rückvergiftungserscheinungen durch Müdigkeit bemerkbar machen. Die Ruhe ist das beste Mittel zur Regeneration aller Regulationssysteme. Machen Sie es sich gemütlich, lesen Sie bei entspannender Musik ein gutes Buch, und lassen Sie sich durch den Tag treiben.

Das gibt es heute

In der Früh

- Als Getränk Kuhmilch oder veganer Milchersatz mit Malzkaffee oder Kräutertee.
- Dazu ca. 50 g Gervais-Quarkaufstrich, Schafskäseaufstrich oder veganer Gemüseaufstrich ④ mit einer geschnittenen Kursemmel ① oder einem hefefreien Dinkelfladen ②

Zu Mittag

- Pürierte Gemüse-Basensuppe ⑤ mit ½ Kursemmel oder ½ Dinkelfladen zum Einspeicheln
- Dazwischen viel hell gebrühten Kräutertee trinken.

Am Abend

- 1–2 Tassen hell gebrühten Kräutertee, in den Sie jeweils 1 TL Honig auflösen und dem Sie den Saft von 1 Orangenspalte hinzufügen.
  Dieser Tee wird in Ruhe gelöffelt.
- Nur bei Hunger essen Sie eine halbe Kursemmel oder einen halben Fladen dazu. Gut einspeicheln.

Morgens

Beginnen Sie diesen ersten Kurtag mit einer maximalen positiven Einstellung. Freuen Sie sich auf Ihren unmittelbar bevorstehenden Erfolg. Seien Sie stolz darauf, dass Sie sich dazu entschlossen haben, etwas ganz Besonderes für sich zu tun. Das ist Ihr spezielles Entschlackungs- und Reinigungsprogramm für Körper, Geist und Seele.

Stehen Sie morgens zeitig auf, und trinken Sie Ihr Bitterwasser. Sie können bereits einen Löffel Basenpulver dazugeben, die Wirkung wird dadurch nicht beeinträchtigt. Auch wenn es etwas salzig schmeckt, werden Sie sich daran gewöhnen. Das Bittersalz verursacht flüssigen Stuhlgang, diese Wirkung kann bereits eine halbe Stunde nach dem Trinken eintreten. Es ist aber auch durchaus möglich, dass Sie erst mehrere Stunden danach, manchmal auch erst am kommenden Morgen, zur Toilette gehen müssen. Falls ihr Darm derart träge reagiert, mischen Sie morgens zusätzlich 1 bis 2 Teelöffel Magnesium citricum in Pulverform in 1 Glas warmes Wasser.

Nach der Morgengymnastik (S. 111) und der Körperpflege können Sie sich nun auf Ihr Frühstück freuen. Dies sollte frühestens 30 Minuten nach dem Bitterwasser eingenommen werden.

Vormittags

Bleiben Sie heute einfach mal zu Hause, muten Sie sich keine großen Anstrengungen zu, und faulenzen Sie.

Das Thema des heutigen Tages ist die intensivere Darmentleerung, die sich über den ganzen Tag verteilt einstellen kann. Schon aus diesem Grund ist es sinnvoll, in der Nähe einer Toilette zu bleiben. Wenn Sie müde sind, legen Sie sich hin, der Tag heute gehört ganz allein Ihnen.

Denken Sie daran, ausreichend zu trinken. Probieren Sie heute einfach mal verschiedene Kräuter-Teemischungen aus. Mindestens 3 bis 4 Liter Flüssigkeit am Tag sind wichtig zur Ausscheidung von Darmgiften und Schlacken.

Zwischen den Mahlzeiten sollten Sie nochmals Basenpulver auflösen und trinken. Vor dem Mittagessen machen Sie sich dann einen Leberwickel (S. 92).

Nachmittags

Auch den Nachmittag sollten Sie in Ruhe verbringen. Wenn Sie sich fit fühlen, machen Sie einen kleinen Spaziergang an der frischen Luft. Hungergefühle sind selten, können sich aber in den ersten zwei bis drei Tagen der Kur melden.

Wenn Sie Hunger bekommen, trinken Sie Tee, um den Magen abzulenken, nach kurzer Zeit verschwindet dieses Gefühl wieder.

Wenn eine bisher nicht gekannte Müdigkeit Sie überkommt, geben Sie diesem Schlafbedürfnis unbedingt nach. Der Körper braucht die Ruhe zur Regeneration.

Gehen Sie heute ruhig früher als gewohnt zu Bett, lassen Sie den Fernsehapparat aus, diese Informationsflut überreizt lediglich Ihre Sinne.

Der Leberwickel

Die Leber ist ein wichtiges Entgiftungsorgan. Sie sollte ebenso wie der Darm regelmäßig gepflegt werden. Ein Wickel verbessert die Leberdurchblutung und fördert somit die Entgiftungsleistung, was wiederum dem gesamten Stoffwechsel zugutekommt.

So wird's gemacht

Sie benötigen eine Wärmflasche sowie ein kleines und ein größeres Frottiertuch. Füllen Sie die Wärmflasche mit heißem Wasser, tauchen Sie das kleine Handtuch ebenfalls in heißes Wasser und wringen Sie es gut aus. Wickeln Sie nun das feuchte Handtuch um die Wärmflasche, und legen Sie diese im Liegen auf den rechten Ober- und Mittelbauch in Höhe des Rippenbogens. Die Temperatur sollte angenehm sein. Wickeln Sie nun das große Frottiertuch um den gesamten Bauch und lassen Sie den Wickel 20 Minuten einwirken. Der Leberwickel wird am besten mittags vor dem Essen und abends vor dem Schlafengehen angewendet.

Ihr 10-Punkte-Programm für den Tag

In der Früh:

1. Aufstehen, Bitterwasser und Basenpulver trinken
2. Morgengymnastik, Atemübungen
3. Wechselduschen, Trockenbürsten

Am Vormittag:

4. Frühstück
5. Ruhepausen, z. B. Lesen, Musik hören, Schlafen

Mittags:

6. Leberwickel
7. Mittagessen

Am Nachmittag

8. Ruhepausen, evtl. ein kleiner Spaziergang

Am Abend:

9. Abendessen
10. Früh ins Bett mit Wärmflasche oder Leberwickel

Der 2. Kurtag

Der Tag erwartet Sie, rekeln, dehnen und strecken Sie sich erst mal vor dem Aufstehen und springen Sie nicht zu schnell aus dem Bett. Der Kreislauf funktioniert heute vielleicht etwas langsamer, was bei zu schnellen Bewegungen zu Schwindel führen kann. Wenn Sie sowieso schon einen labilen und eher niedrigen Blutdruck haben, fahren Sie zunächst im Bett ein wenig Fahrrad, indem Sie die Beine in die Luft strecken und wie beim Fahrradfahren gegeneinander bewegen. Dann erst mal auf die Bettkante setzen, Kinn auf die Brust und langsam den Kopf heben. Jetzt können Sie in Ruhe aufstehen.

Trinken Sie Ihr Bitterwasser und Ihr Basenpulver wie am ersten Tag. Mit Morgengymnastik (S. 111), Kneipp'schen Wechselduschen (S. 96) und Bürstenmassagen (S. 107) kommen Sie und Ihr Kreislauf heute Morgen noch besser in Schwung.

Das gibt es heute

In der Früh

- Als Getränk Kuhmilch oder veganer Milchersatz mit Malzkaffee oder Kräutertee.
- 50 g Omega-3-Fischaufstrich oder veganer Aufstrich ⑥ mit einer geschnittenen Kursemmel ① oder einem Dinkelfladen ②

Zu Mittag

- Pürierte Sellerie-Basensuppe ⑦ mit ½ Kursemmel oder ½ Dinkelfladen
- Zwischendurch viel hell aufgebrühten Kräutertee trinken.

Am Abend

- 1–2 Tassen Kräutertee, jeweils mit 1 TL Honig und Saft von 1 Orangenspalte
- Nur bei Hunger eine halbe Kursemmel oder einen halben Dinkelfladen als Kauschule.

Rückvergiftungserscheinungen

Möglicherweise stellen sich heute weitere Rückvergiftungserscheinungen ein, zum Beispiel Kopfschmerzen, Gliederschmerzen und eine nicht gekannte Müdigkeit. Auch heute sollten Sie sich daher auf einen ruhigen, arbeitsfreien Tag einstellen. Mit ausreichendem Trinken, zusätzlichem Basenpulver und einem Einlauf (S. 100) können Sie die Symptome der Rückvergiftung abmildern. Rückvergiftungserscheinungen müssen nicht auftreten. Es hängt davon ab, wie stark Verschlackung und Übersäuerung vor Beginn der Kur waren, und wie schnell Ihr Organismus die Toxine ausleiten kann. Es ist daher auch durchaus möglich, dass Sie völlig beschwerdefrei den Tag verleben.

Denken Sie bitte daran, sich vor dem Mittagessen kurz hinzulegen und mit einem Leberwickel die Leber in ihrer wichtigen Entgiftungsarbeit zu unterstützen

Sorgen Sie für Sauerstoff

Im Verlauf des Nachmittags können Sie sich ruhig einmal aus dem Haus wagen. Tanken Sie Sauerstoff und Energie bei einem schönen Spaziergang an der frischen Luft. Denn neben Darm, Nieren und Haut hat auch die Lunge eine wichtige Entgiftungsfunktion. Über die Atmung wird Kohlensäure ausgeschieden und somit ein ausgeglichener Säure-Basen-Haushalt (S. 169) unterstützt.

Wenn Sie heute noch zu Hause bleiben möchten, stellen Sie sich öfter am Tag vor ein geöffnetes Fenster, und atmen Sie bewusst mehrmals tief ein und aus. Damit Ihr Organismus genug Sauerstoff erhält, schlafen Sie möglichst auch nachts bei geöffnetem Fenster.

Die Nacht gehört Ihrem Körper

Nicht zu spät am Abend, zwischen 18.00 und 19.00 Uhr, nehmen Sie Ihr Abendessen zu sich. Wenn Sie später zu Abend essen, belasten Sie nur unnötig Ihren Darm.

Auch wenn Sie eine Nachteule sein sollten, werden Sie wahrscheinlich früh müde. Folgen Sie Ihrem Bedürfnis, auch wenn Sie es nicht gewohnt sind, und gehen Sie entsprechend eher zu Bett.

Wechselduschen

Damit unsere Regulationssysteme, zum Beispiel unser Gefäß- und Kreislaufsystem, funktionstüchtig bleiben, bedarf es regelmäßiger trainierender Reize. Hier bieten die Kneipp'schen Anwendungen eine gute Möglichkeit. Wechselduschen fördern die Durchblutung und steigern so den Abtransport von Schlacken.

So wird's gemacht

Zunächst sollten Sie den Körper durch eine nicht zu heiße Dusche erwärmen – zu heißes Wasser entzieht der Haut Feuchtigkeit. Dann beginnen Sie mit einem kalten Guss vom rechten Fuß aufwärts bis zu den Oberschenkeln, das Gleiche machen Sie auf der linken Seite.

Daraufhin wird der linke Arm vom Handrücken zur Schulter hin mit kaltem Wasser abgeduscht. Es folgen rechter Arm, Bauch und Rücken.

Zum Schluss halten Sie die Dusche mit kreisenden Bewegungen ins Gesicht.

Wenn Sie Wechselduschen nicht gewöhnt sind, beginnen Sie mit nicht zu kaltem Wasser und senken Sie die Temperatur von Anwendung zu Anwendung, eventuell duschen Sie zunächst nur Arme und Beine ab.

Sie können den Wechsel zwischen Kalt und Warm zwei- bis dreimal nacheinander durchführen. Enden Sie immer mit kaltem Wasser. Danach den Körper nass in ein großes Frottiertuch einschlagen und 10 Minuten im Bett aufwärmen. Sie werden sich erfrischt und gestärkt für den Tag fühlen.

Ihr 10-Punkte-Programm für den Tag

In der Früh:

1. Aufstehen, Bitterwasser und Basenpulver trinken
2. Morgengymnastik, Atemübungen
3. Wechselduschen, Trockenbürsten

Am Vormittag:

4. Frühstück
5. Ruhepausen z. B. Lesen, Musik hören, Schlafen

Mittags:

6. Leberwickel
7. Mittagessen

Am Nachmittag:

8. Ruhepausen und ein Spaziergang

Am Abend:

9. Abendessen
10. Früh ins Bett mit Wärmflasche oder Leberwickel

Der 3. Kurtag

Heute werden Sie allmählich spüren, dass der Entgiftungsprozess in Gang gekommen ist. Sie fühlen sich körperlich schon leichter, bei Übergewichtigen purzeln die ersten Pfunde. Stellen Sie sich jedoch nicht jeden Morgen auf die Waage, das Gewicht kann in den kommenden drei Kurwochen durchaus mehrere Tage stagnieren. Vertrauen Sie besser Ihrem Körpergefühl, achten Sie darauf, ob Ihre Kleidung lockerer sitzt, und fixieren Sie sich nicht auf Pfunde und Kilos.

Das Bittersalztrinken ist Ihnen heute schon zur Gewohnheit geworden, genauso wie der regelmäßige Basenpulvertrank. Es ist durchaus möglich, dass der Geruch Ihres Stuhls in der ersten Woche sehr unangenehm ist. Auch kann durch die Beimengung von Säuren und Darmgiften die Region um den After gereizt und gerötet reagieren; eine Zink- oder Heilsalbe, zum Beispiel Bepanthen, wird Linderung bringen.

Nach Morgengymnastik und Körperpflege geht es in den neuen Tag. Rückvergiftungserscheinungen sind zwar auch heute noch möglich, eine Trendwende ist aber schon in Sicht.

Die Bauchbehandlungen

Spätestens heute oder morgen sollten Sie einen Termin zur Bauchbehandlung vereinbart haben. Gerade in den ersten Tagen ist die Förderung der Entgiftung durch eine professionelle Darmbehandlung sehr hilfreich. Außerdem können Sie alle Fragen mit Ihrem Mayr-Ärztin oder Ihrem Mayr-Arzt erörtern, und bei Rückvergiftungserscheinungen wird sie oder er Ihnen mit Naturheilmitteln, Mineralien oder Akupunktur helfen. Üblich sind zwei bis drei Bauchbehandlungen pro Woche, bei Bedarf sind sie aber auch täglich durchführbar.

Das gibt es heute

In der Früh

- Als Getränk Kuhmilch oder veganer Milchersatz mit Malzkaffee oder Kräutertee.
- Je 50 g Schinkenaufstrich oder veganen Aufstrich ⑧ mit einer geschnittenen Kursemmel ① oder einem Dinkelfladen②

Zu Mittag

- Pürierte Karotten-Basensuppe ⑨ mit ½ Kursemmel oder ½ Dinkelfladen
- Zwischendurch viel Kräutertee trinken

Am Abend

- 1–2 Tassen Kräutertee mit jeweils 1 TL Honig und Saft von 1 Orangenspalte
- Nur bei Hunger eine halbe Kursemmel oder einen halben Dinkelfladen.

Darauf sollten Sie achten

Gehen Sie auch heute an die frische Luft. Ihr Körper braucht Sauerstoff. Auch der Flüssigkeitsbedarf in den ersten Tagen wird oft unterschätzt. Trinken Sie, sooft Sie können. Führen Sie immer eine Wasserflasche oder eine Warmhaltekanne mit Kräutertee mit sich.

Achten Sie darauf, dass Ihre Zunge immer feucht und glänzend und der Urin hell und klar ist. Sollte das nicht der Fall sein, müssen Sie mehr trinken.

Der Einlauf

An den ersten Tagen, wenn die Stuhlentleerungen und damit die Entgiftung noch nicht so recht in Gang gekommen sind, ist ein Einlauf eine wahre Entlastung und Hilfe.

So wird's gemacht

Kaufen Sie sich in der Apotheke oder im Sanitätshaus einen Klyso. Dieser Schlauch mit einem Pumpballon in der Mitte ist sehr einfach zu handhaben, Sie können den Einlauf ohne Hilfe anderer selbst durchführen.

Füllen Sie ein Waschbecken mit heißem Wasser, halten Sie das stiftfreie Ende des Schlauchs ins Wasser und pumpen Sie mehrmals mit dem Ballon, um die Luft aus dem Schlauch entweichen zu lassen. Dann streichen Sie etwas Vaseline auf den Klistierstift am anderen Ende des Schlauchs und führen diesen Stift in den Enddarm ein. Pumpen sie jetzt langsam und vorsichtig so lange Wasser in den Darm, bis ein unangenehmer Stuhldrang entsteht. Entfernen Sie den Klistierstift, versuchen Sie das Wasser noch etwas anzuhalten, bis Sie es schließlich auf der Toilette ausscheiden. Diesen Vorgang sollten Sie mehrmals wiederholen; auch wenn Sie nur Wasser entleeren, sind darin doch reichlich Giftstoffe enthalten.

Je häufiger Sie den Einlauf wiederholen, umso mehr Wasser können Sie in den Darm pumpen. Ein Einlauf führt sehr schnell zur Entlastung, Sie können ihn auch bei Verstopfung anstelle von Abführmitteln anwenden.

Ihr 10-Punkte-Programm für den Tag

In der Früh:

1. Aufstehen, Bitterwasser und Basenpulver trinken
2. Morgengymnastik, Atemübungen
3. Wechselduschen, Trockenbürsten

Am Vormittag:

4. Frühstück
5. evtl. der Berufstätigkeit nachgehen

Mittags:

6. Leberwickel
7. Mittagessen

Am Nachmittag:

8. Bauchbehandlung bei Ihrer Mayr-Ärztin/Ihrem Mayr-Arzt

Am Abend:

9. Abendessen
10. Früh ins Bett mit Wärmflasche oder Leberwickel

Der 4. Kurtag

Heute geht alles schon viel leichter. Sie spüren deutlich die positiven Auswirkungen der Entgiftung. Wenn Sie in den ersten Tagen über Kopfschmerzen geklagt haben, sind diese nun wie weggeblasen.

Sie haben auch wieder viel mehr Lust auf Bewegung, nutzen Sie dies für leichte sportliche Betätigungen an der frischen Luft.

Der Tag beginnt mit dem immer gleichen Ritual: Bitterwasser und Basenpulver trinken, morgendliche Gymnastik oder Bewegung, Wechselduschen, Trockenbürsten (S. 107) und Frühstück.

Das gibt es heute

In der Früh

- Als Getränk Kuhmilch oder veganer Milchersatz mit Malzkaffee oder Kräutertee.
- Je 50 g Sesam-Gemüseaufstrich ⑩ mit einer geschnittenen Kursemmel ① oder einem Dinkelfladen ②

Zu Mittag

- Pürierte Fenchel-Basensuppe ⑪ mit ½ Kursemmel oder ½ Dinkelfladen
- Zwischendurch viel Kräutertee trinken.

Am Abend

- 1–2 Tassen Kräutertee mit 1 TL Honig und dem Saft 1 Orangenspalte
- Nur bei Hunger eine halbe Kursemmel oder einen halben Dinkelfladen.

Gehen Sie es langsam an

Trotz Ihres deutlich besseren Befindens gilt es zu berücksichtigen, dass Ihnen Tätigkeiten mit einem schnellen Krafteinsatz noch Schwierigkeiten bereiten können. Darunter fallen schnelles Treppensteigen, Sprinten, Steppen, Tanzen sowie sämtliche Sportarten, die mit größerem Krafteinsatz verbunden sind. Walken, Wandern, Radfahren, Schwimmen und Gymnastik hingegen werden Ihnen keine Probleme bereiten.

Das »alles langsamer Angehen« bietet sehr viele Vorteile. Beobachten Sie sich, und Sie werden feststellen, dass Sie automatisch ruhiger werden. Wenn Sie ganz bewusst jede Hektik vermeiden, kommt diese Ruhe der Regeneration Ihres Organismus enorm entgegen. Sie steigert Ihre Vitalität in der Kur, und auch nach dieser Zeit werden Sie die Erholung noch deutlich spüren können.

Genießen Sie bewusst, dass der zermürbende Alltagsstress von Ihnen abfällt. Nicht umsonst heißt es: In der Ruhe liegt die Kraft.

Sie werden trotzdem am Arbeitsplatz oder zu Hause effektiv Ihre Aufgaben erledigen können, vielleicht sogar besser als vorher, als Sie in dem Glauben handelten, alles gleichzeitig schaffen zu müssen.

Wenn die Muskulatur schmerzt

Rückvergiftung und Entsäuerung der Muskulatur können sich in den ersten Tagen durch Schmerzen im Bereich der Lendenwirbelsäule bemerkbar machen. Diese Beschwerden können bis in die Oberschenkel ziehen. Meist handelt es sich dabei um ein schon vor der Kur bestehendes Basendefizit, vor allem um einen Mangel an Magnesium. Das beste Gegenmittel: Trinken Sie in den nächsten Tagen mehr Basenpulver und nehmen Sie zusätzlich Magnesiumpulver oder -tabletten ein.

Sie können sich zur Linderung der Beschwerden, die durch die Rückvergiftung entstehen, bei Ihrer Mayr-Ärztin oder Ihrem Mayr-Arzt eine Baseninfusion geben lassen. Eine solche Infusion hilft schnell und zuverlässig.

Ihr 10-Punkte-Programm für den Tag

In der Früh:

1. Aufstehen, Bitterwasser und Basenpulver trinken
2. Morgengymnastik, Atemübungen
3. Wechselduschen, Trockenbürsten

Am Vormittag:

4. Frühstück
5. evtl. der Berufstätigkeit nachgehen

Mittags:

6. Leberwickel
7. Mittagessen

Am Nachmittag:

8. Bewegungsprogramm: Walken, Joggen etc.

Am Abend:

9. Abendessen
10. Früh ins Bett mit Wärmflasche oder Leberwickel

Der 5. Kurtag

Guten Morgen, Sie haben bereits vier Tage Kur hinter sich. Und Sie dürfen in der Tat sehr stolz auf sich sein, denn die letzten Tage waren wahrscheinlich die schwierigsten der gesamten Zeit.

Auch wenn es hier und da noch mal eine Hürde zu überwinden gilt, kommt nun eine Zeit des Wohlbefindens, welches Sie während der gesamten Kur begleiten wird.

Nicht nur körperlich fühlen Sie sich leichter, auch Ihre Seele wirft während dieser Zeit Ballast ab. Intensive Träume zum Beispiel können darauf hindeuten, dass verdrängte Erlebnisse und Gefühle verarbeitet werden. Nicht umsonst empfinden Sie während der Kur Glücksmomente, die Sie im Alltag seltener haben. Nicht alle Kurenden erleben die sogenannte Fasteneuphorie, die meisten jedoch empfinden eine angenehme Ausgeglichenheit und eine positivere Einstellung zu sich selbst.

Heute jedenfalls werden Sie schon wesentlich erfrischter aufstehen. Natürlich führen Sie zur Verbesserung der Durchblutung auch weiterhin Gymnastik, Wechselduschen und Bürstenmassagen durch, nachdem Sie Bitterwasser und Basenpulver getrunken haben.

Das gibt es heute

In der Früh

- Als Getränk Kuhmilch oder veganer Milchersatz mit Malzkaffee oder Kräutertee.
- 50 g Tofu-Kräuteraufstrich ⑫ mit einer geschnittenen Kursemmel ① oder einem Dinkelfladen ②

Zu Mittag

- Kartoffel-Basensuppe mit Sauerrahm (auch vegan erhältlich) oder Pflanzencreme ⑬ mit einer halben Kursemmel oder einem halben Dinkelfladen
- Zwischendurch viel hell aufgebrühten Kräutertee trinken.

Am Abend

- 1–2 Tassen Kräutertee mit jeweils 1 Löffel Honig und Saft von 1 Orangenspalte
- Nur bei Hunger eine halbe Kursemmel oder einen halben Dinkelfladen.

Die Entgiftungsventile

Übrigens hat der Körper mehr Ventile zur Entgiftung, als Sie vielleicht denken. Abbauprodukte des Stoffwechsels werden nicht nur über den Stuhlgang und mit dem Urin ausgeschieden. Auch über die Haut, die Schleimhäute, die Lungen und bei Frauen über die monatliche Blutung entledigt sich der Organismus der Giftstoffe und überflüssigen Abbauprodukte. Es ist daher nicht ungewöhnlich, dass Ihr Schweiß in der ersten Woche einen unangenehmen Geruch annimmt. Hier hilft nur eine intensivere Körperpflege. Aber kleistern Sie sich bitte nicht mit Deo-Cremes oder -Stiften zu, denn Ihre Poren brauchen Atmungsfreiheit. Die Kur dient ja der Entgiftung, und die sollten Sie nicht blockieren. Keine Sorge, nach wenigen Tagen riechen Sie wieder ganz normal.

Auch Mundgeruch kann auftreten, denn die Schleimhäute dienen ebenfalls der Ausscheidung. Der Belag der Zunge verändert sich, er wird dicker, graugelb oder bräunlich.

Bei Mundgeruch hilft intensivere Zahnhygiene und das Kauen einer Kalmuswurzel.

Die Sensibilität steigt

Obwohl Sie sich insgesamt sehr wohl und ausgeglichen fühlen, werden Sie manchmal eine neue Sensibilität feststellen. Sie werden mit schwindendem Gewicht auch gefühlsmäßig dünnhäutiger. Werten Sie das als positives Zeichen!

Während Sie sonst negative Empfindungen vielleicht durch das Essen verdrängt oder kompensiert haben, treten jetzt Dinge zutage, die sie normalerweise im wahrsten Sinne des Wortes hinunterschlucken. Dinge, die Sie schon immer ändern wollten, Tatsachen, die Sie immer geärgert haben, lassen sich jetzt nicht mehr wegschieben. Die Gedanken werden sozusagen klarer und Lösungen sind gefragt, die Ihnen das Leben auch zukünftig erleichtern sollen. Die Gespräche mit Ihrer Mayr-Ärztin oder Ihrem Mayr-Arzt während der Bauchbehandlungen können dabei sehr hilfreich und unterstützend sein.

Bürstenmassage macht mobil

Die Bürstenmassage am Morgen bringt Sie so richtig in Schwung. Nicht nur, dass der Kreislauf angeregt wird, das Trockenbürsten führt bei regelmäßiger Anwendung auch zu einer schöneren Haut und einem strafferen Bindegewebe. Denn die verbesserte Hautdurchblutung fördert die Zellerneuerung und den Abtransport von Säuren und Schlacken aus dem Unterhautfettgewebe.

Seien Sie vorsichtig bei Krampfadern und Entzündungen. Diese Stellen sollten Sie beim Bürsten auslassen!

So wird's gemacht

Am besten verwenden Sie eine Bürste mit Naturborsten, die allerdings nicht zu hart sein sollten. Ein Luffa-Handschuh oder ein harter, trockener Waschlappen können ersatzweise auch genommen werden. Beginnen Sie herzfern, also mit der rechten Fußsohle beinaufwärts, die Haut mit kreisenden Bewegungen zu bürsten oder zu reiben, zunächst an der Außenseite, dann an der Innenseite des Beins. Nach dem linken

Bein folgt der rechte Arm vom Handrücken zur Schulter, erst außen dann innen. Bauch und Oberkörper werden ebenfalls in Herzrichtung gebürstet, den Rücken behandelt man am besten mit einem Massagegurt oder einer Stielbürste.

Ihr 10-Punkte-Programm für den Tag

In der Früh:

1. Aufstehen, Bitterwasser und Basenpulver trinken
2. Morgengymnastik, Atemübungen
3. Wechselduschen, Trockenbürsten

Am Vormittag:

4. Frühstück
5. evtl. der Berufstätigkeit nachgehen

Mittags:

6. Leberwickel
7. Mittagessen

Am Nachmittag:

8. Bauchbehandlung bei Ihrer Mayr-Ärztin/Ihrem Mayr-Arzt

Am Abend:

9. Abendessen
10. Früh ins Bett mit Wärmflasche oder Leberwickel

Der 6. Kurtag

Sie werden feststellen, dass Sie zwar abends früher müde sind, dafür aber morgens topfit aufstehen. Das gilt auch für die sogenannten Langschläfer oder Morgenmuffel, ihnen wird es jetzt schon leichter fallen, morgens früher aufzustehen und das Morgenprogramm zu absolvieren.

Das gibt es heute

In der Früh

- Als Getränk Kuhmilch oder veganer Milchersatz mit Malzkaffee oder Kräutertee.
- 50 g Schafs-Frischkäse-Aufstrich mit Gemüse oder veganen Aufstrich ⑭ mit einer geschnittenen Kursemmel ① oder einem Dinkelfladen ②

Zu Mittag

- Kürbis-Basensuppe ⑮ mit ½ Kursemmel oder ½ Dinkelfladen
- Zwischendurch viel Kräutertee trinken.

Am Abend

- 1–2 Tassen Kräutertee mit jeweils 1 TL Honig und Saft von 1 Orangenspalte
- Nur bei Hunger eine halbe Kursemmel oder einen halben Dinkelfladen.

Wenn Sie frösteln

Durch die veränderte Ernährungsweise wird dem Körper weniger Energie zugeführt, infolgedessen hat der Stoffwechsel weniger Kalorien zum Verbrennen. Aus diesem Grund werden Sie ein herabgesetztes Kältegefühl haben, Sie frieren eher und haben häufiger kalte Hände und Füße.

Dagegen hilft in erster Linie wärmere Kleidung, am besten aus Naturfasern. Heißer Tee wärmt von innen, Sie können auch mehrmals täglich warmes Ingwerwasser trinken. Dazu übergießen Sie einige dünne Ingwerscheiben mit einem halben Liter heißem, nicht kochendem Wasser und lassen diese Mischung einige Minuten ziehen.

Mischen Sie ½ TL geschälten und fein gehackten, frischen Ingwer unter die Speisen, zum Beispiel in die Basensuppe. So unterstützen Sie Ihren inneren Ofen und Ihnen wird von innen warm. Auch in der klaren Gemüsebrühe können Sie 3–4 Scheiben Ingwer mitziehen lassen.

Wenn Sie häufiger frieren, schafft eine Wärmflasche oder ein warmes Kirschkernkissen Abhilfe. Legen Sie die Wärmequelle an Ihre Füße, dann profitiert der ganze Körper davon. Das können Sie vielleicht auch im Büro möglich machen.

Zu Hause am Abend können Sie ein ansteigendes Fußbad nehmen. Gießen Sie dafür angenehm warmes Wasser in einen Plastikbehälter, stellen Sie die Füße hinein und geben Sie 15 Minuten lang immer wieder heißes Wasser hinzu. Sie werden feststellen, dass der Körper sich durch das Fußbad gut erwärmt. Nach dem Abtrocknen warm anziehen.

Sauna (S. 140) und Basenvollbad (S. 150) sind ebenfalls sehr effektiv, sollten aber wegen der Kreislaufbelastung möglichst erst ab der zweiten Woche durchgeführt werden.

Die Morgengymnastik

10 Minuten Gymnastik am Morgen dienen dazu, den Kreislauf in Schwung zu bringen und Ihre Muskeln zu stärken.

So wird's gemacht

Für alle Übungen gilt: in der Anspannungsphase ausatmen und während der Entspannung wieder einatmen.

Für Po und Oberschenkel: Stellen Sie sich aufrecht hin, die Füße hüftbreit gegrätscht. Strecken Sie die Arme aus, und beugen Sie den Oberkörper ganz leicht nach vorn. Als ob Sie sich auf einen Stuhl setzen wollten, senken Sie langsam den Po, jedoch nicht zu tief, also nicht in die Knie gehen. Die Spannung halten und dann langsam wieder nach oben kommen, bis die Beine fast gestreckt sind. Je nach Kondition wiederholen Sie diese Übung 10–15 Mal.

Für Brust-, Schulter- und Armmuskeln: Stellen Sie sich mit zunächst einem Schritt Abstand vor eine Wand und stützen Sie sich mit beiden Händen schulterbreit so gegen die Wand ab, dass die Ellenbogen nach außen und die Finger nach innen zeigen. Stellen Sie sich nun auf die Fußballen und beugen Sie die Arme so weit, dass die Nasenspitze die Wand berührt. Strecken Sie die Arme wieder und wiederholen Sie die Übung 8–15 Mal. Erweitern Sie mit der Zeit den Abstand zur Wand, je mehr Abstand Sie haben, desto schwieriger wird die Übung.

Für die Rückenmuskeln: Gehen Sie auf Händen und Knien in den »Vierfüßlerstand«, sodass die Hände unter den Schultern, die Knie unterhalb der Hüftgelenke sind. Vermeiden Sie dabei unbedingt ein Hohlkreuz, indem Sie die Bauchmuskulatur anspannen. Strecken Sie nun gleichzeitig den rechten Arm nach vorn und das linke Bein nach hinten aus. Halten Sie kurz diese Spannung, bevor Sie beide wieder absenken, und wiederholen Sie diese Übung 15 Mal. Dann absolvieren Sie die Übung mit dem linken Arm und dem rechten Bein in gleicher Weise.

Für die Bauchmuskulatur: Legen Sie sich mit dem Rücken auf eine Matte und legen Sie die Fingerspitzen an die Schläfen, sodass die Ellenbogen nach außen zeigen. Stellen Sie beide Beine hüftbreit auf. Heben Sie nun langsam den Oberkörper vom Boden ab, aber nur so weit, dass sich beide Schulterblätter vom Boden lösen. Halten Sie den Kopf in Verlängerung der Wirbelsäule, lassen Sie ihn nicht abknicken. Bei angespannter Bauchmuskulatur halten Sie diese Position eine Weile, bevor Sie den Oberkörper langsam wieder abrollen. Wiederholen Sie diese Übung je nach Ausdauer 15–25 Mal.

Ihr 10-Punkte-Programm für den Tag

In der Früh:

1. Aufstehen, Bitterwasser und Basenpulver trinken
2. Morgengymnastik, Atemübungen
3. Wechselduschen, Trockenbürsten

Am Vormittag:

4. Frühstück
5. evtl. der Berufstätigkeit nachgehen

Mittags:

6. Leberwickel
7. Mittagessen

Am Nachmittag:

8. Bewegungsprogramm

Am Abend:

9. Abendessen
10. Früh ins Bett mit Wärmflasche oder Leberwickel

Der 7. Kurtag

Heute Morgen haben Sie das Gefühl, dass der Tagesablauf schon zur Routine geworden ist. Körper und Psyche haben sich umgestellt, alles wird zur Gewohnheit.

Das gibt es heute

In der Früh

- Als Getränk Kuhmilch oder veganer Milchersatz mit Malzkaffee oder Kräutertee.
- 50 g Tofu-Olivenaufstrich ⑯ mit einer geschnittenen Kursemmel ① oder einem Dinkelfladen ②

Zu Mittag

- Basensuppe aus Petersilienwurzel oder Pastinake ⑰ mit ½ Kursemmel oder ½ Dinkelfladen
- Zwischendurch viel Kräutertee trinken.

Am Abend

- 1–2 Tassen Kräutertee mit jeweils 1 TL Honig und Saft von 1 Orangenspalte
- Nur bei Hunger eine halbe Kursemmel oder einen halben Dinkelfladen.

Das Essen wird zum Thema

Im Verlauf einer Mayr-Kur werden viele Ihrer Gedanken um das Essen kreisen. Das liegt einerseits an der eingeschränkten Nahrungsaufnahme, andererseits melden sich aber auch Ihre Instinkte zurück. Sie beginnen darüber nachzudenken, welche Lebensmittel Ihnen nützen und welche ihnen eher schaden. Vielleicht blättern Sie wieder in Kochbüchern und freuen sich auf ein weiterhin gesundes Essen nach der Kur. In Sachen Ernährung kann Ihre Mayr-Ärztin oder Ihr Mayr-

Arzt Sie beraten. Und auch in diesem Buch finden Sie eine Reihe von Empfehlungen (S. 167).

Training für das Selbstbewusstsein

Natürlich melden sich auch manchmal Ihre Gelüste: ein kleines Stückchen Pizza, eine Tasse Kaffee, ein Stückchen Schokolade. Die Versuchung ist da, und Sie meinen vielleicht, das kann doch gar nicht so schlimm sein. Sicherlich werden Sie damit keinen großen Schaden anrichten, Sie riskieren jedoch, Hunger auf mehr zu bekommen. Und auf größere Mengen wird der Darm mit Krämpfen und den damit verbundenen Bauchschmerzen reagieren. Sie würden es sicherlich bereuen.

Aber das Durchhalten hat noch einen tieferen Sinn: Jede überwundene Versuchung stärkt Ihr Selbstbewusstsein. Innerlich gestärkt, werden Sie in den kommenden Wochen kein Problem mehr damit haben, den anderen beim Essen zuzuschauen. Vielmehr werden Sie feststellen, dass viele Menschen viel zu ungesund und viel zu schnell essen. Immer wieder berichten Patienten, dass sie sich zu Beginn der Kur nicht vorstellen konnten, wie einfach es sein würde, durchzuhalten, und dass sie gegen Ende enorm stolz auf sich waren.

Ihr 10-Punkte-Programm für den Tag

In der Früh:

1. Aufstehen, Bitterwasser und Basenpulver trinken
2. Morgengymnastik, Atemübungen
3. Wechselduschen, Trockenbürsten

Am Vormittag:

4. Frühstück
5. evtl. der Berufstätigkeit nachgehen

Mittags:

6. Leberwickel
7. Mittagessen

Am Nachmittag:

8. Bauchbehandlung bei Ihrer Mayr-Ärztin/Ihrem Mayr-Arzt

Am Abend:

9. Abendessen
10. Früh ins Bett mit Wärmflasche oder Leberwickel

Die erste Woche: Was ist anders und was hilft?

Kopfschmerzen sind ein Zeichen der Rückvergiftung und bei Kaffeetrinkern des Koffeinentzugs.
Was hilft: Viel trinken fördert die Ausscheidung der Gifte, mehrere Teelöffel Basenpulver zusätzlich puffern die Säuren ab. Die Einnahme von Magnesium ist ebenfalls hilfreich. Auch Akupressur an den Schläfen mit japanischem Heilpflanzenöl lindert die Beschwerden.

Müdigkeit ist die normale Reaktion des Körpers, der sein Ruhebedürfnis anzeigt, vor allem in der ersten Woche.
Was hilft: Ausruhen, mehr trinken und die Basenpulvermenge erhöhen.

Rückenschmerzen, manchmal bis in die Beine ziehend, werden durch Kalium- und/oder Magnesiummangel sowie die Entschlackung der Muskulatur ausgelöst.
Was hilft: Magnesium-/Kaliumpräparate, Basenpulver und notfalls Baseninfusionen, die von Mayr-Ärztin oder -Arzt durchgeführt werden.

Verstopfung in den ersten Tagen deutet meist auf einen Magnesiummangel hin.
Was hilft: Zusätzlich Magnesium-citricum-Pulver einnehmen (1–3 Teelöffel auf ¼ Liter warmes Wasser) oder die Bittersalzmenge am folgenden Tag etwas erhöhen. Ein Einlauf (S. 100) kann ebenfalls helfen.

Herzklopfen und Unruhe lassen auf einen Kaliummangel schließen.
Was hilft: Informieren sie in diesem Fall unbedingt Ihre Mayr-Ärztin oder Ihren Mayr-Arzt, sie werden Ihnen Kalium-citricum-Pulver verordnen.

Kreislaufprobleme können auftreten, da der Blutdruck zuweilen sinkt.
Was hilft: Schnelle Bewegungen meiden und im Bett morgens vor dem Aufstehen Fahrrad fahren. Viel trinken und sich eventuell pflanzliche Kreislauftropfen verschreiben lassen.

Frösteln und Frieren treten in der Kur häufig auf.
Was hilft: warm anziehen, Bewegung und eine Wärmflasche oder ein warmes Fußbad.

Mundgeruch entsteht durch die Entgiftung über Lunge und Schleimhäute.
Was hilft: häufiges Zähneputzen und Gurgeln mit Salbei/Thymianextrakt.

Zyklusunregelmäßigkeiten können während der Mayr-Kur entstehen.
Was hilft: Dagegen kann man nicht viel tun, deshalb ist bei natürlicher Verhütung besondere Vorsicht geboten.

Stimmungsschwankungen sind während einer Kur völlig normal, da Sie Körper und Seele entgiften.
Was hilft: Nutzen Sie die Zeit, um nach Lösungen für die meist schon länger andauernden Probleme zu suchen. Ihre Mayr-Ärztin oder Ihr Mayr-Arzt werden Sie dabei unterstützen.

Die zweite Woche

Herzlichen Glückwunsch, Sie haben bereits eine Woche Kur hinter sich und profitieren von Tag zu Tag mehr davon. Während Frühstück und Abendessen in dieser zweiten Woche unverändert bleiben, erwartet Sie bereits eine Abwandlung des Mittagessens, welches neben den gewohnten Basensuppen um schmackhafte, leichte Gemüsegerichte erweitert wird.

In dieser Woche werden Sie sich schon sehr viel fitter fühlen, auch wenn es hier und da für ein paar Stunden oder für kurze Momente Rückvergiftungen geben kann. Zur Förderung der weiteren Entgiftung können Sie sich nun getrost mehr Bewegung und auch intensivere physiologische Belastungen, wie zum Beispiel Sauna oder Dampfbad, zutrauen.

Einkaufsliste: zweite Woche (Bio-Qualität)

Tag 8

- 1 kg Wurzelgemüse (Sellerie, Karotten, Petersilienwurzel) für Suppen
- 1 kg mehligkochende Kartoffeln
- 250 g Auberginen
- 250 g Zucchini
- 1 Becher Sahne (Alternativ: vegane Sahne oder Pflanzencreme)
- ¼ l bestes kalt gepresstes Olivenöl
- 50 g Oliven, grün und schwarz, eingelegt frisches Basilikum
- evtl. milder Schafsjoghurt im Glas oder vegane Aufstriche

Tag 9

- 500 g Fleischtomaten
- 1 Päckchen Schafsmozzarella (alternativ: veganer Mozzarella oder Tofu)
- 1 Bund frisches Basilikum

Tag 10

- 500 g Gemüse gemischt: Auberginen, Karotten, gelbe Rüben, Zucchini, Pastinaken, Fenchel, Stangensellerie mit Grün
- 1 Bund frisches Basilikum
- 2 gute, reife Tomaten
- 250 g frische Champignons
- 150 g Kartoffeln
- 1 Stück Fenchelgemüse
- 1 Bund frische Kräuter
- 1 Becher Sahne oder Crème fraîche (alternativ: vegane Produkte oder Pflanzencreme)

Tag 11

- 500 g Wurzelgemüse: Karotten und gelbe Rüben, Pastinaken
- 1 Bund Rucola

Tag 12

- 250 g Fleischtomaten
- 500 g kleine Fenchelknollen mit Grün
- ⅛ l gutes kalt gepresstes Olivenöl (Mandelöl/Sesamöl)

Tag 13

- 300 g gemischtes Wurzelgemüse (Sellerie, Karotten, Petersilienwurzel)
- 200 g möglichst kleine Spinatblätter

Tag 14

- 500 g gemischtes Wurzelgemüse (Karotten, gelbe Rüben, Pastinaken)
- 1 kleine Selleriestaude
- 1 Bund frisches Basilikum
- evtl. 1 kleines Glas Kräuter-Pesto

Außerdem

- 11 Dinkel-Weißmehlbrötchen
- Meersalz, fein
- Butter (alternativ: vegane Butter)
- Muskatnuss, ganz
- Balsamico-Essig

Der 8. Kurtag

Hätten Sie jemals gedacht, dass nach einer Woche die Durchführung der Kurregeln für Sie so einfach und selbstverständlich sind? Das ist ein Grund, den neuen Tag freudig zu begrüßen.

Lächeln Sie beim morgendlichen Blick in den Spiegel, eine positive Einstellung und gute Laune kann man in der Tat trainieren.

Freuen Sie sich heute auf das veränderte Mittagessen mit dem zusätzlichen Gemüsegericht. Sie werden merken, dass Ihre Geschmacksnerven deutlich empfindlicher geworden sind. Werden Sie zum Gourmet, essen Sie langsam und kosten Sie jeden Bissen aus.

Das gibt es heute

In der Früh

- Kuhmilch oder veganer Milchersatz mit Malzkaffee oder Kräutertee oder 1 Glas Schafsjoghurt
- 50 g Gervais-Quarkaufstrich oder veganer Aufstrich ④ (oder einer der anderen Aufstriche) mit einer geschnittenen Kursemmel oder einem hefefreien Dinkelfladen ②

Zu Mittag

- Pürierte Gemüse-Basensuppe ⑤ – oder eine der anderen Basensuppen der ersten Kurwoche – mit 2 Scheiben Kursemmel oder Dinkelfladen

- Dazu gibt es heute am Tag 8 erstmals als Hauptspeise Zucchini- und Auberginengemüse ⑱ mit Oliven und Schafskäse (alternativ: veganer Käse).
- Am Nachmittag trinken Sie weiterhin viel Kräutertee.

Am Abend

- Wie in der ersten Woche auch 1–2 Tassen Kräutertee mit jeweils 1 TLl Honig und Saft von 1 Orangenspalte.
- Nur bei Hunger eine halbe Kursemmel oder einen halben Dinkelfladen.

Schauen Sie in den Spiegel!

Beim heutigen Blick in den Spiegel werden Sie interessante Veränderungen in Ihrem Gesicht feststellen: Die Entgiftung des Darms spiegelt sich bereits in Ihrem Hautbild wider. Die Grundsubstanz, also das Gewebe zwischen den Zellen, ist eine ideale »Mülldeponie«. Dort lagert der Organismus die Schlacken und Säuren ab, die er nicht ausscheiden kann. Wassereinlagerungen, eine schlechtere Durchblutung und ein unreiner Teint sind die Folgen, die Sie im Spiegel sehen.

Was ist nach nur einer Woche Mayr-Kur geschehen? Genau das Gegenteil: Ihre Haut sieht einfach besser aus, da Sie vermehrt Giftstoffe ausgeschieden haben. Sie ist reiner, weicher, rosiger und entschlackter. Klar, dass sich dadurch auch ihre Ausstrahlung verändert. Wahrscheinlich werden Sie jetzt schon von dem einen oder anderen gefragt, auf welcher Schönheitsfarm Sie waren. Mehr zum Thema finden Sie im Literaturverzeichnis (S. 217).

Auch wenn Sie unter Allergien leiden, die sich im Hautbild zeigen, können Sie jetzt schon Veränderungen bemerken. Allerdings ist es gut möglich, dass sich der Zustand Ihrer Haut aufgrund der verstärkten Entgiftung und Rückvergiftung zunächst verschlechtert. Das legt sich aber in der Regel nach kurzer Zeit wieder, und dann spüren auch Allergiker eine deutliche Verbesserung.

Atemübungen

Während der Kur besteht ein erhöhter Sauerstoffbedarf, denn auch über die Lungen werden Säuren abgeatmet. Die tiefe Atmung »in den Bauch hinein«, wie sie auch bei der Bauchbehandlung durchgeführt wird, unterstützt also die Entgiftung. Deshalb sollten Sie gezielt Atemübungen machen.

So wird's gemacht

Stellen Sie sich möglichst einmal täglich vor ein geöffnetes Fenster, idealerweise am Morgen nach dem Aufstehen.

Legen Sie die linke Hand auf Ihren Bauch unterhalb es Nabels. Schließen Sie die Augen und atmen Sie tief und gleichmäßig durch die Nase ein. Achten Sie dabei darauf, dass sich beim Einatmen die Bauchdecke vorwölbt. Lenken Sie Ihren Atem ganz bewusst dorthin.

Atmen Sie nun durch den Mund wieder aus und wiederholen Sie diese Übung fünfmal.

Durch wechselseitiges Atmen sollen nun zusätzlich beide Gehirnhälften verstärkt aktiviert werden. Dazu halten Sie mit dem Zeigefinger der rechten Hand das linke Nasenloch zu und atmen ein, zum Ausatmen halten Sie das rechte Nasenloch zu. Wiederholen Sie die Übung dreimal und wechseln Sie dann die Seiten. Nun halten Sie mit dem linken Zeigefinger das rechte Nasenloch zu und atmen ein, zum Ausatmen halten Sie wiederum das andere Nasenloch zu. Auch diese Übung machen Sie dreimal.

Das wechselseitige Atmen bringt beide Gehirnhälften ins Gleichgewicht, infolgedessen werden Sie sich besser konzentrieren können.

Ihr 10-Punkte-Programm für den Tag

In der Früh:

1. Aufstehen, Bitterwasser und Basenpulver trinken
2. Morgengymnastik, Atemübungen
3. Wechselduschen, Trockenbürsten

Am Vormittag:

4. Frühstück
5. Ruhepausen, z. B. Lesen, Musik hören, Schlafen

Mittags:

6. Leberwickel
7. Mittagessen

Am Nachmittag:

8. Ruhepausen und Bewegung

Am Abend:

9. Abendessen
10. Früh ins Bett mit Wärmflasche oder Leberwickel

Der 9. Kurtag

Da Sie sich wohl fühlen, wird es Ihnen auch heute nicht schwerfallen, sich nach dem Aufstehen beim Blick in den Spiegel anzulächeln und den Tag positiv eingestimmt zu beginnen.

Sie werden feststellen, dass Sie sich zunehmend beflügelt fühlen von den positiven Ergebnissen Ihrer Entgiftung, die sich nun einstellen. Sie fühlen sich vitaler, die Erschöpfung, das »Ausgepowertsein«, das Sie vielleicht vor der Kur gelähmt hat, ist verschwunden. Sie fühlen sich gestärkt für neue und alte unerledigte Aufgaben. Muten Sie sich trotzdem nicht zu viel zu, der Organismus braucht seine Ruhezeiten. Halten Sie sich daher weiterhin an die Regeln des Tages. In Ihrer Euphorie werden Sie vielleicht das Bedürfnis verspüren, andere für die Mayr-Therapie zu begeistern. Mit fast missionarischem Eifer wird von den positiven Effekten erzählt, und das ist auch gut so. Sicherlich werden viele Zuhörer sehr interessiert sein, trotzdem sollten Sie sich daran gewöhnen, dass Sie nicht immer auf Verständnis stoßen.

Immer noch müde? Nur wenige Kurende befinden sich jetzt noch in einer Entgiftungsphase, in der Müdigkeit den Tagesablauf bestimmt. Wenn das so sein sollte, seien Sie darüber nicht verärgert, Sie brauchen einfach etwas mehr Zeit für die Regeneration und die Entgiftung als andere.

Das gibt es heute

In der Früh

- Kuhmilch oder veganer Milchersatz mit Malzkaffee oder Kräutertee oder 1 Glas Schafsjoghurt
- 50 g Fischaufstrich oder veganer Aufstrich ⑥ mit einer geschnittenen Kursemmel ① oder einem hefefreien Dinkelfladen ②

Zu Mittag

- Pürierte Sellerie-Basensuppe ⑦ mit 2 Scheiben Kursemmel oder Dinkelfladen
- Überdämpfte Tomatenscheiben mit Basilikum und Mozzarella oder Tofu ⑲
- Zwischendurch trinken Sie weiterhin viel Kräutertee.

Am Abend

- 1–2 Tassen Kräutertee mit jeweils 1 TL Honig und Saft von 1 Orangenspalte
- Nur bei Hunger eine halbe Kursemmel oder einen halben Dinkelfladen.

Der Schlaf

In der Regel schlafen Sie während einer Mayr-Kur tiefer und erholsamer, Sie werden nicht mehr so viele Stunden Schlaf in der Nacht brauchen. Sie sind abends meist früher müde und morgens relativ früh wach und topfit.

Falls Sie normalerweise unter Schlafstörungen leiden, sollten Sie manche Gewohnheiten aus der Kur in den Alltag übernehmen. Denn oft ist es das zu üppige, schwere Essen am Abend, das uns den Schlaf raubt. Durch die Therapie sind Sie es nun gewöhnt, abends nur Tee zu trinken. Behalten Sie das Teetrinken bei und versuchen Sie doch, zukünftig abends nur eine leichte Mahlzeit zu sich zu nehmen.

Verzichten Sie abends unbedingt auf Rohkost, also sowohl auf Salate als auch auf Obst. Ihr Darm ist genauso wie Sie in der Nacht müde, und Gärungsprozesse, die bei der Verdauung von Rohkost entstehen, stören seinen und Ihren Schlaf.

So machen Sie alles richtig

Stimmen Sie sich bewusst auf die Nacht und den Schlaf ein: Meiden Sie aufregende Fernsehsendungen, lesen Sie lieber ein entspannendes Buch oder hören Sie Musik. Alle aufgenommenen Bilder des Abends wirken im Schlaf weiter.

Schlafen Sie immer bei offenem Fenster, drehen Sie die Heizung in Ihrem Schlafzimmer herunter, und wenn Ihnen kalt wird, nehmen Sie sich noch eine zusätzliche Decke. Falls Sie unter kalten Füßen leiden, nehmen Sie abends ein Fußbad (S. 109) oder legen Sie eine Wärmflasche oder ein warmes Kirschkernkissen an die Füße. Kalte Füße behindern nämlich das Einschlafen.

Wenn Sie nicht einschlafen können, kämpfen Sie nicht dagegen an. Nur wer sich über das Wachliegen ärgert, fühlt sich morgens unausgeschlafen. Nutzen Sie vielmehr die Zeit. Wenn Ihnen gute Gedanken zu Familie oder Beruf oder zur Lösung bestimmter Probleme kommen, schreiben Sie diese auf. Gerade während einer Mayr-Therapie kann der Schlüssel zu lange gesuchten Problemlösungen gefunden werden.

Ihr 10-Punkte-Programm für den Tag

In der Früh:

1. Aufstehen, Bitterwasser und Basenpulver trinken
2. Morgengymnastik, Atemübungen
3. Wechselduschen, Trockenbürsten

Am Vormittag:

4. Frühstück
5. evtl. Sauna, Dampfbad

Mittags:

6. Leberwickel
7. Mittagessen

Am Nachmittag:

8. Ruhepausen und Bewegung

Am Abend:

9. Abendessen
10. Früh ins Bett mit Wärmflasche oder Leberwickel

Der 10. Kurtag

Inzwischen fühlen Sie sich schon so fit, dass Sie sich über das Thema Bewegung Gedanken machen sollten. Und nicht nur das, spätestens heute sollten Sie Ihre guten Vorsätze in die Tat umsetzen. Sport, in vernünftigem Rahmen betrieben, macht Spaß und wirkt sich positiv auf Körper und Seele aus.

Das gibt es heute

In der Früh

- Kuhmilch oder veganer Milchersatz mit Malzkaffee oder Kräutertee oder 1 Glas Schafsjoghurt
- Zur Wahl stehen 50 g Brotaufstrich der 1. Woche (Tag 1–7) mit einer geschnittenen Kursemmel ① oder einem hefefreien Dinkelfladen ②

Zu Mittag

- Wählen Sie eine Gemüse-Basensuppe der 1. Woche (Tag 1–7), die Ihnen schmeckt, mit evtl. 2 Scheiben Kursemmel oder Dinkelfladen.
- Als Hauptgericht Gemüse-Ratatouille mit kalt gepresstem Walnussöl ⑳
- Zwischendurch trinken Sie weiterhin viel Kräutertee.

Am Abend

- 1–2 Tassen Kräutertee mit jeweils 1 TL Honig und Saft von 1 Orangenspalte
- Nur bei Hunger eine halbe Kursemmel oder einen halben Dinkelfladen.

Warum Bewegung fit hält

Was ist an Bewegung eigentlich so gesund? Warum kann Sport Krankheiten fernhalten?

Es ist ganz einfach: Einerseits verbrennen die Muskeln bei Bewegung Fett, und zwar genau das Fett, das zu Gefäßverstopfungen und damit zu Herzinfarkt oder Schlaganfall führen kann. Andererseits kurbeln Sie Ihr Immunsystem an, wenn Sie Ihre Muskeln regelmäßig bewegen. Und das kann Sie vor einem harmlosen Schnupfen, aber auch vor einer schwerwiegenderen Erkrankung schützen.

Eine weitere gute Nachricht ist, dass Bewegung durch die Produktion körpereigener Glücksstoffe Traurigkeit und Depressionen vertreibt.

Wichtig ist eine gewisse Regelmäßigkeit: Am besten treiben Sie mindestens dreimal pro Woche jeweils mindestens 30 Minuten Sport. Ausdauertraining wie Walken, Radfahren und Schwimmen stärken das Herz-Kreislauf-System. Möchten Sie jedoch Ihre Figur gezielt formen und Muskulatur aufbauen, sollten Sie zusätzlich Krafttraining machen.

Das richtige Maß finden

Für die Fettverbrennung ist entscheidend, dass Sie für sich persönlich das richtige Tempo herausfinden. Denn nur innerhalb eines bestimmten Pulsbereichs, in dem der Muskel genug Sauerstoff erhält, wird Fett statt Kohlehydraten verbrannt. Diesen aeroben Bereich können Sie bei einem Sportmediziner durch einen Test ermitteln lassen. Sie können aber auch einen Rechner zur Hand nehmen und Ihren Grenzpuls selbst berechnen (siehe Formel unten). Inzwischen gibt es natürlich auch spezielle Fitnessuhren, die Ihren optimalen Trainingsbereich anzeigen.

Bedenken Sie, dass während einer Mayr-Therapie andere Voraussetzungen vorherrschen, Ihr Ruhepuls ist meist höher, und Sie sind nicht so belastbar.

Aus diesem Grund wird nachstehend »Nordic Walken« vorgestellt. Diese Bewegungsart ist ebenso wie das »Walken« ideal für Kurende oder Bewegungseinsteiger.

So berechnen Sie Ihren Grenzpuls

Die Formel lautet:

Grenzpuls = Ruhepuls + (220 – ¾ Lebensalter – Ruhepuls) × T

T bezeichnet den Trainingszustand:

- untrainiert T = 0,6
- mittelmäßig trainiert T = 0,7
- sehr gut trainiert T = 0,75

Sie befinden sich im aeroben Bereich, wenn Sie immer bis zu 10 Pulsschläge unter Ihrem Grenzpuls trainieren.

Anleitung zum Nordic Walking

Walking ist lockeres, aufrechtes, bewusst zügiges Gehen. Ein bisschen schneller als Spazierengehen, ein bisschen langsamer als Joggen. Auf einfache Weise wird der ganze Körper trainiert, da Arme und Beine in einem harmonischen Rhythmus bewegt werden.

Und so wird's gemacht

Sie brauchen lediglich ein Paar Stöcke, die für diese Sportart konzipiert sind.

Bewegungsrhythmus und Bewegungsablauf sind wie beim normalen Gehen, nur dass beim Nordic Walking die Schritte länger sind.

Der gesamte Oberkörper ist leicht nach vorn geneigt. Führen Sie die Stöcke nah am Körper, der Stock zeigt immer schräg nach hinten, die Stockspitze befindet sich beim Schwung nach vorn niemals vor dem Körper. Beim Abdruck von hinten öffnet sich die Hand locker; sobald der Arm dann am Körper vorbei nach vorn geschwungen ist, schließt sich die Hand wieder um den Stockgriff. Es ist alles nicht so kompliziert, wie es sich anhört, einfach ausprobieren, und es walkt sich wie von selbst.

Ihr 10-Punkte-Programm für den Tag

In der Früh:

1. Aufstehen, Bitterwasser und Basenpulver trinken
2. Morgengymnastik, Atemübungen
3. Wechselduschen, Trockenbürsten

Am Vormittag:

4. Frühstück
5. evtl. der Berufstätigkeit nachgehen

Mittags:

6. Leberwickel
7. Mittagessen

Am Nachmittag:

8. Bauchbehandlung bei Ihrer Mayr-Ärztin/Ihrem Mayr-Arzt

Am Abend:

9. Abendessen
10. Früh ins Bett mit Wärmflasche oder Leberwickel

Der 11. Kurtag

Geben Sie es ruhig zu: Die Zeit vergeht schneller, als Sie sich das haben vorstellen können. Denn jetzt ist schon die Hälfte der Kur vorbei. Vielleicht bedauern Sie dies auch und beschließen, die Therapie um eine Woche zu verlängern. Das ist gar kein Problem, Sie führen dann die erste oder zweite Woche einfach zweimal durch.

Das gibt es heute

In der Früh

- Kuhmilch oder veganer Milchersatz mit Malzkaffee oder Kräutertee oder 1 Glas Schafsjoghurt
- Zur Wahl stehen 50 g Brotaufstrich der 1. Woche (Tag 1–7) mit einer geschnittenen Kursemmel ① oder einem hefefreien Dinkelfladen ②.

Zu Mittag

- Wählen Sie eine Gemüse-Basensuppe der 1. Woche (Tag 1–7) mit 2 Scheiben Kursemmel oder Dinkelfladen.
- Als Hauptgericht Karotten mit gelben Rüben und Rucola ㉑.
- Zwischendurch trinken Sie viel Kräutertee.

Am Abend

- 1–2 Tassen Kräutertee mit jeweils 1 TL Honig und Saft von 1 Orangenspalte
- Nur bei Hunger eine halbe Kursemmel oder einen halben Dinkelfladen.

Meditation: Im Einklang mit sich selbst

Wie bereits erwähnt, werden unsere Sinne während der Mayr-Therapie geschärft, die Gedanken werden klarer, wir spüren zunehmend die Einheit von unserem Körper und unserer Seele. Daher liegt es nahe, diese Zeit zur Meditation zu nutzen.

Die großen Weltreligionen verbinden die Zeit des Fastens mit der inneren Einkehr. Die vorgestellten Bildmeditationen sollen Ihnen die Möglichkeit bieten, den Einklang von Gedanken und Gefühlen zu erleben. Nehmen Sie diese Chance wahr, in Harmonie mit sich selbst zu sein. Es ist auch eine besondere Form der Entspannung, die im Alltag nach der Kur von manchen Kurenden gerne weiter genutzt wird.

Meditation und Gesundheit

Inzwischen gibt es zahlreiche Untersuchungen über die positiven Auswirkungen der Meditation auf unsere Gesundheit. Bei einer amerikanischen Langzeitstudie lag die Rate von Krankeneinweisungen bei Meditierenden um 56 Prozent niedriger als bei der nicht meditierenden Kontrollgruppe. Sie litten wesentlich seltener unter Herz-Kreislauf-Erkrankungen, Krebs, Nerven- und Lungenerkrankungen.

Wenn Sie unter einer psychischen Erkrankung leiden, sollten Sie nicht ohne die Anleitung eines Therapeuten meditieren.

Wenn Sie täglich meditieren, können Sie Ihr Immunsystem stärken, einen erhöhten Blutdruck senken und psychischen Belastungen wie Selbstzweifeln, Lampenfieber, Panikattacken, Verlustängsten und Ähnlichem entgegenwirken.

Durch den Einfluss der Meditationsübungen auf das Unterbewusstsein gelingt es vielen sogar, dauerhaft überflüssige Pfunde zu verlieren, allerdings nur unter der Voraussetzung einer konsequenten Ernährungsumstellung. Aber gerade das wird Ihnen leichtfallen, weil Sie auf Bewusstsein und Unterbewusstsein einwirken können.

Sind Sie neugierig geworden? Ein Einstieg bietet Ihnen die nachfolgende Übung.

Wenn Sie eine Meditationstechnik (z.B. MBSR) vertiefen wollen, ist es sinnvoll, dies unter Anleitung eines Lehrers zu tun.

Und so wird's gemacht

Eine einfache Form der Meditation zu lernen, ist gar nicht so schwierig, wenn Sie täglich meditieren und ein paar grundlegende Regeln beachten. Auch hier gilt: Übung macht den Meister.

Nehmen Sie sich 10–15 Minuten Zeit, suchen Sie sich einen ruhigen Raum, setzen Sie sich bequem auf einen Stuhl, und schließen Sie die Augen.

Um in einen Zustand der tieferen Entspannung zu gelangen, ist es zunächst wichtig, auf die regelmäßige Atmung zu achten. Atmen Sie zwanzigmal tief in den Bauch ein und aus und wiederholen Sie dabei im Kopf die Formel »einatmen – ausatmen«.

Ihr Unterbewusstsein lässt sich nun sehr gut über Phantasiebilder beeinflussen. Ein Beispiel: Stellen Sie sich vor, Sie fahren mit einer Rolltreppe über viele Etagen höher und höher. Je länger Sie fahren, desto mehr verlassen Sie negative Gedanken und Probleme, auch unliebsame Pfunde werden Sie von Etage zu Etage los. Stellen Sie sich vor, dass Sie auf jeder Etage einem bereitstehenden Butler Ballast und Pfunde einfach so auf die Hände legen. Schließlich kommen Sie in der obersten Etage an, einer wunderbaren Aussichtsplattform mit weitem Blick auf eine wunderschöne Landschaft. Sie fühlen sich befreit und glücklich!

Verweilen Sie noch einige Zeit in dieser Situation. Dann atmen Sie mehrmals tief ein und aus, verabschieden sich von dem Phantasiebild und öffnen langsam die Augen. Genießen Sie die Ruhe! Positive Phantasien wirken auf das Unterbewusstsein und fördern die Motivation, bestimmte Ziele zu erreichen.

Ihr 10-Punkte-Programm für den Tag

In der Früh:

1. Aufstehen, Bitterwasser und Basenpulver trinken
2. Morgengymnastik, Atemübungen
3. Wechselduschen, Trockenbürsten

Am Vormittag:

4. Frühstück
5. evtl. der Berufstätigkeit nachgehen

Mittags:

6. Leberwickel
7. Mittagessen

Am Nachmittag:

8. evtl. Meditation

Am Abend:

9. Abendessen
10. Früh ins Bett mit Wärmflasche oder Leberwickel

Der 12. Kurtag

An Ihrem veränderten Aussehen können Sie und auch andere die zunehmende Gesundung erkennen. Nicht nur, dass Sie an Gewicht verloren haben, Ihre Haut ist auch reiner und weicher geworden, Ihre Ausstrahlung vitaler und auch Ihre Körperhaltung hat sich verbessert. Schauen Sie sich Ihr Spiegelbild an und sehen Sie selbst, wie sich Aussehen und Ausstrahlung entwickelt haben.

Heute sollten Sie sich einmal mehr Zeit für Ihren Körper nehmen. Massagen sind eine hervorragende Möglichkeit, durch die Mobilisation von Schlacken Ihr Gewebe und Ihre Muskeln zusätzlich zu entsäuern.

Das gibt es heute

In der Früh

- Kuhmilch oder veganer Milchersatz mit Malzkaffee oder Kräutertee oder 1 Glas Schafsjoghurt
- Zur Wahl stehen 50 g Brotaufstrich der 1. Woche (Tag 1–7) mit einer geschnittenen Kursemmel ① oder einem hefefreien Dinkelfladen ②.

Zu Mittag

- Wählen Sie eine pürierte Gemüse-Basensuppe der 1. Woche (Tag 1–7) mit 2 Scheiben Kursemmel oder Dinkelfladen.
- Hauptspeise: Fenchelgemüse mit Tomaten ②
- Zwischendurch trinken Sie viel Kräutertee.

Am Abend

- 1–2 Tassen Kräutertee mit jeweils 1 TL Honig und Saft von 1 Orangenspalte
- Nur bei Hunger eine halbe Kursemmel oder einen halben Dinkelfladen.

Massagen reinigen und regen an

Gönnen Sie sich während der Kur mehrere Ganzkörpermassagen bei einem professionellen Masseur. Für die Zeiten zwischendurch sind auch kleine Massagen, zum Beispiel eine Fußmassage, die Sie selbst durchführen können, sehr sinnvoll.

Um Ihre Füße zu massieren, geben Sie einen Esslöffel Olivenöl in die Hände und massieren mit kreisenden Bewegungen Ihren Fußrücken vom Sprunggelenk zu den Zehen hin. Streichen Sie jeden Zeh mit den Fingern aus. Zum Schluss behandeln Sie mit einem kräftigen Daumendruck die Fußsohlen.

Das Gleiche können Sie natürlich auch Ihren Händen gönnen. Gehen Sie genauso vor, indem Sie zuerst Handrücken, dann Finger und zuletzt die Handinnenfläche massieren. Das ist übrigens auch ein gutes Mittel gegen kalte Hände und Füße.

Die Bauchbehandlungen bei Ihrer Mayr-Ärztin oder Ihrem Mayr-Arzt fördern die Entgiftung durch den Darm und verbessern die Lage der Verdauungsorgane im Becken. Sie sollten auf keinen Fall auf diese entspannenden Behandlungen verzichten, sind sie doch ein wesentlicher Bestandteil der Therapie. Aber auch hier können Sie selbst mit einer gezielten Massage des Bauches die Gesundung Ihres Organismus unterstützen. Die Eigenmassage kann allerdings in keinem Fall die Bauchbehandlung bei einer Mayr-Ärztin oder einem Mayr-Arzt ersetzen.

Die Eigenmassage

Um auch zwischen den ärztlichen Bauchbehandlungen Verspannungen und Stauungen im Darm zu lösen, ist die Massage der Verdauungsorgane am Morgen oder Abend eine sinnvolle Ergänzung.

Und so wird's gemacht

Legen Sie sich mit leicht angewinkelten Beinen entspannt auf den Rücken und geben Sie einen Esslöffel Olivenöl oder ein gutes Massageöl in die Hände. Legen Sie die Finger flach nebeneinander auf den rechten Unterbauch oberhalb der Beckenknochen. Die Fingerspitzen zeigen nach unten. Nun streichen Sie im Uhrzeigersinn den Dickdarm aus. Dazu führen Sie die Finger flächig vom rechten Unterbauch gerade nach oben zu den Rippen, dann parallel zu den Rippenbögen quer über den Oberbauch nach links, um dann wieder gerade nach unten zum linken Unterbauch zu gleiten. Üben Sie dabei einen leichten, aber nicht unangenehmen Druck mit den Fingerflächen, nicht jedoch mit den Fingerkuppen aus. Sie können jeweils an den vier Eckpunkten mit den Händen verweilen und dort leicht vibrierende Bewegungen durchführen. Machen Sie diese kreisenden Bewegungen mindestens fünfmal. Dann legen Sie beide Handflächen leicht überlappend auf Ihren Dünndarm, das ist der Bereich unterhalb Ihres Nabels. Verweilen Sie hier mit Ihren Händen, atmen Sie mehrmals tief ein und aus, sodass sich Ihre Bauchdecke anhebt und senkt. Mit leichten vibrierenden Bewegungen der Hände können Sie nun entspannend auf Ihren Dünndarm einwirken.

Ihr 10-Punkte-Programm für den Tag

In der Früh:

1. Aufstehen, Bitterwasser und Basenpulver trinken
2. Morgengymnastik, Atemübungen
3. Wechselduschen, Trockenbürsten

Am Vormittag:

4. Frühstück
5. evtl. der Berufstätigkeit nachgehen

Mittags:

6. Leberwickel
7. Mittagessen

Am Nachmittag:

8. Körpermassagen

Am Abend:

9. Abendessen
10. Früh ins Bett mit Wärmflasche oder Leberwickel

Der 13. Kurtag

Wenn Sie vielleicht heute noch nicht so recht wissen, wie Sie den Tag gestalten sollen, dann planen Sie doch mal einen Saunabesuch ein. Während in den ersten Tagen der Mayr-Kur höhere Temperaturen noch zu sehr auf die Kreislaufregulation wirken, ist spätestens in der zweiten Woche die Sauna eine gute Möglichkeit, die Entgiftung des Organismus durch das Schwitzen zu fördern.

Das gibt es heute

In der Früh

- Kuhmilch oder veganer Milchersatz mit Malzkaffee oder Kräutertee oder 1 Glas Schafsjoghurt
- Zur Wahl stehen 50 g Brotaufstrich der 1. Woche (Tag 1–7) mit einer geschnittenen Kursemmel ① oder einem hefefreien Dinkelfladen ②.

Zu Mittag

- Wählen Sie eine pürierte Gemüse-Basensuppe der 1. Woche (Tag 1–7) mit 2 Scheiben Kursemmel oder Dinkelfladen.
- Hauptgericht: Blattspinat mit Gemüse und Mandelöl ㉓
- Zwischendurch trinken Sie weiterhin viel Kräutertee.

Am Abend

- 1–2 Tassen Kräutertee mit jeweils 1 TL Honig und Saft von 1 Orangenspalte
- Nur bei Hunger eine halbe Kursemmel oder einen halben Dinkelfladen.

Der Saunabesuch

Wenn wir in der Sauna schwitzen, wird die dafür notwendige Flüssigkeit dem Blut entzogen. Um ein Eindicken des Blutes zu verhindern, füllt unser Organismus das Blut rasch mit gespeicherter Flüssigkeit aus dem Gewebe auf. Durch diesen zusätzlichen Effekt wird das Gewebe durchspült und von abgelagerten, ausscheidungspflichtigen Substanzen befreit. Denken Sie daher stets daran, vor und nach dem Saunabesuch ausreichend zu trinken.

Auch wenn Sie regelmäßig in die Sauna gehen, gelten während der Mayr-Kur andere Regeln, denn Ihr Organismus reagiert sensibler. Meiden Sie daher extrem hohe Temperaturen, das Sanarium (Biosauna) mit 60 °C hat einen ebenso hohen gesundheitlichen Nutzen wie die finnische Sauna mit 95 °C.

Bei empfindlicher Haut wird die Dampfsauna mit einer höheren Luftfeuchtigkeit besser vertragen. Gönnen Sie sich ausreichende Ruhephasen, machen Sie lieber einen Saunagang weniger.

Ihr 10-Punkte-Programm für den Tag

In der Früh:

1. Aufstehen, Bitterwasser und Basenpulver trinken
2. Morgengymnastik, Atemübungen
3. Wechselduschen, Trockenbürsten

Am Vormittag:

4. Frühstück
5. evtl. der Berufstätigkeit nachgehen

Mittags:

6. Leberwickel
7. Mittagessen

Am Nachmittag:

8. Bauchbehandlung bei Ihrer Mayr-Ärztin/Ihrem Mayr-Arzt

Am Abend:

9. Abendessen
10. Früh ins Bett mit Wärmflasche oder Leberwickel

Der 14. Kurtag

Heute beginnt der letzte Tag der zweiten Woche, Sie können wirklich stolz auf sich sein. Sie werden in den vergangenen zwei Wochen vielleicht bemerkt haben, dass sich bestimmte Fähigkeiten verändert haben. Seien Sie bitte nicht irritiert, dies sind vorübergehende Erscheinungen, sie haben unter anderem mit einem veränderten Blutdruck und einer Verschiebung der Regulationssysteme während der Kur zu tun.

Das gibt es heute

In der Früh

- Kuhmilch oder veganer Milchersatz mit Malzkaffee oder Kräutertee oder 1 Glas Schafsjoghurt
- Zur Wahl stehen 50 g Brotaufstrich der 1. Woche (Tag 1–7) mit einer geschnittenen Kursemmel ① oder einem hefefreien Dinkelfladen ②.

Zu Mittag

- Wählen Sie eine pürierte Gemüse-Basensuppe der 1. Woche (Tag 1–7) mit 2 Scheiben Kursemmel oder Dinkelfladen.
- Hauptgericht: warmer Gemüsesalat mit Rosmarin ㉔
- Zwischendurch trinken Sie viel Kräutertee.

Am Abend

- 1–2 Tassen Kräutertee mit jeweils 1 TL Honig und Saft von 1 Orangenspalte
- Nur bei Hunger eine halbe Kursemmel oder einen halben Dinkelfladen.

Wie der Körper reagiert

Die Augen Es ist in der Tat möglich, dass Ihre Sehschärfe nachlässt. Das ist kein Grund zur Beunruhigung, sondern nur die natürliche Folge davon, dass Ihr Augeninnendruck sinkt. Durch reichliches Trinken füllen Sie Ihre Depots jedoch schnell wieder auf.

Die Aufnahmefähigkeit Außerdem kann es Ihnen passieren, dass Sie trotz mehrmaligen Lesens einen Textinhalt nicht verstehen. Ihre Auffassungsgabe funktioniert vielleicht nicht wie gewohnt, sie scheint blockiert. Zu ihrer Beruhigung: Auch das ist nur eine vorübergehende Erscheinung.

Die Merkfähigkeit Gedächtnisleistungen können ebenfalls nachlassen. Sie vergessen womöglich Termine, denken nicht mehr an ein wichtiges Datum. Ja, es kann sogar sein, dass Sie einen Satz beginnen und mittendrin nicht mehr wissen, was Sie eigentlich sagen wollten.

Das alles sind Zeichen für die Regeneration Ihres Nervensystems, das wahrscheinlich vor der Kur völlig überlastet war.

Die Libido Wundern Sie sich bitte ebenfalls nicht, wenn die Lust während der Kur nachlässt. Gerade Männer sind oft sehr irritiert, dass das sexuelle Verlangen in dieser Zeit vermindert ist. Dafür gibt es eine einfache Erklärung: Zur Regeneration schaltet der Körper auf Sparflamme, die Hormondepots werden aufgefüllt, die Lust kehrt gegen Ende der Kur automatisch zurück.

Ihr 10-Punkte-Programm für den Tag

In der Früh:

1. Aufstehen, Bitterwasser und Basenpulver trinken
2. Morgengymnastik, Atemübungen
3. Wechselduschen, Trockenbürsten

Am Vormittag:

4. Frühstück
5. evtl. der Berufstätigkeit nachgehen

Mittags:

6. Leberwickel
7. Mittagessen

Am Nachmittag:

8. Bewegungsprogramm oder Meditation

Am Abend:

9. Abendessen
10. Früh ins Bett mit Wärmflasche oder Leberwickel

Die dritte Woche

Nun beginnt ihre letzte Kurwoche. Sie dient der Festigung der eingeübten Mechanismen: die Nahrung intensiv zu kauen und einzuspeicheln, ausreichend zu trinken und nur drei Mahlzeiten täglich einzunehmen.

Während in der ersten Woche die Rückvergiftung und in der zweiten Woche die Entgiftung vorrangige Themen waren, tritt nun der eigentliche Heilungsprozess ein. Diese Woche ist daher von enormer Wichtigkeit, zwei Wochen Mayr-Therapie würden zur vollständigen Regeneration nicht ausreichen.

Während Frühstück und Abendessen abgesehen vom Austausch einzelner Gerichte untereinander immer noch unverändert bleiben, wird das Mittagessen um ein zusätzliches leicht verdauliches Lebensmittel erweitert und somit noch schmackhafter.

Einkaufsliste: dritte Woche (Bio-Qualität)

Tag 15

- 2 Saibling- oder Forellenfilets à 100 g oder vegane Alternative
- 500 g frischer Blattspinat (evtl. gefroren)
- 1 Zitrone
- 1 Bund frisches Basilikum
- 2 Lorbeerblätter, Pfefferkörner

Tag 16

- ca. 200 g Hühnerbrust ohne Haut (oder vegane Alternative)
- 100 g junger Blattspinat
- je 1 gelbe Rübe, Karotte, Fenchelknolle
- 1 Bund Zitronenthymian
- 150 g Kartoffeln
- 1 Becher Sahne oder Crème fraîche (vegan oder Pflanzencreme)

Tag 17

- 2 Karotten
- 2 gelbe Rüben
- 4 mehligkochende Kartoffeln
- je 1 Bund Rucola, Petersilie, Minze
- 40 g geriebener Hartkäse (alternativ: veganer Käse oder Tofu natur)
- 150 g Crème fraîche (alternativ: veganes Produkt oder Pflanzencreme)
- 200 g Mozzarella (alternativ: veganer Mozzarella oder Tofu)

Tag 18

- 2 Lachsschnitten à 100 g (oder Lachsforellen) oder vegane Alternative
- 2 gelbe Rüben
- 200 g frischer Blattspinat (evtl. gefrostet)
- 1 Bund frisches Basilikum
- 1 Zitrone
- 10 g Butter (alternativ: vegane Butter) evtl. Basilikumsauce (30)

Tag 19

- 250 g Polenta (Maisgrieß)
- 1 Karotte
- 1 Petersilienwurzel
- ¼ Sellerieknolle oder Fenchel
- 1 Zucchini
- ½ l Milch (alternativ: veganes Produkt oder Kokosmilch)

Tag 20

- 2 Hühnerschnitzel à 100 g oder vegane Alternative
- ⅛ l Sahne (alternativ: veganes Produkt oder Pflanzencreme)
- 1 Bund frisches Kerbelkraut

Tag 21

- 4 Seeteufelmedaillons à 50 g oder vegane Alternative
- 1 Bund frisches Basilikum
- 1 Karotte, Zucchini und gelbe Rübe

Außerdem

- Sojasauce
- Muskatnuss, ganz
- Rapsöl
- basischer Badezusatz (S. 150)

Der 15. Kurtag

Es ist wichtig, dass Sie auch in dieser dritten Woche ihre Kurregeln einhalten. Obwohl das Mittagessen jetzt reichhaltiger ausfällt, beginnt der Tag wieder mit Bitterwasser und Basenpulvertrinken, Gymnastik, Wechselduschen, Trockenbürsten und, wenn Sie möchten, zusätzlich mit Atemübungen, Walken oder einer Meditation.

Das gibt es heute

In der Früh

- Kuhmilch oder veganer Milchersatz mit Malzkaffee oder Kräutertee oder 1 Glas Schafsjoghurt
- Zur Wahl stehen 50 g Brotaufstrich der 1. Woche (Tag 1–7) mit einer geschnittenen Kursemmel ① oder einem hefefreien Dinkelfladen ②.

Zu Mittag

- Wählen Sie eine pürierte Gemüse-Basensuppe der 1. Woche (Tag 1–7) mit 2 Scheiben Kursemmel oder Dinkelfladen.
- Zusätzlich gibt es als Hauptgericht ein Fisch-, Fleisch-, oder Getreidegericht, z. B. Seezungen-, Saibling- oder Forellenfilet gedämpft ㉖ mit einer Gemüsebeilage der zweiten Kurwoche (siehe Tag 8–14).
  Sie können aber auch beim Kurprogramm der zweiten Woche bleiben und wählen eines der verschiedenen vegetarischen oder veganen Gemüsegerichte von Tag 8–13 als Hauptgericht.
- Zwischendurch trinken Sie nach wie vor viel Kräutertee.

Am Abend

- 1–2 Tassen Kräutertee mit jeweils 1 TL Honig und Saft von 1 Orangenspalte
- Nur bei Hunger eine halbe Kursemmel oder einen halben Dinkelfladen.

Heilungsreaktionen

Auch bei bereits weit fortgeschrittener Entgiftung kann es in der dritten Woche hin und wieder zu einer kleinen Krise kommen. Alte Beschwerden können plötzlich wieder aufflackern. Interessanterweise werden chronische Belastungen in der Kur geheilt, wenn sie kurzfristig akut werden: Eine Gastritis meldet sich durch Magenschmerzen, bei Herpesbelastung treten Lippenbläschen auf, ein entzündetes Gelenk wird plötzlich schmerzen. All dies sind Heilungsreaktionen, denn durch die Mayr-Therapie kann der Organismus jetzt mit chronischen Krankheiten selbst fertigwerden.

Informieren Sie Mayr-Ärztin oder -Arzt, sie werden durch die Bauchbehandlung die Selbstheilung unterstützen.

Auch die Einnahme bestimmter Vitamine und Mineralien sowie naturheilkundlicher Medikamente kann je nach Beschwerdebild sinnvoll sein.

Falls Heilungsreaktionen auftreten, sollten Sie auf jeden Fall die Trink- und die Basenpulvermenge erhöhen.

Heilungsreaktionen können Sie zusätzlich durch physiologische Maßnahmen lindern, die die Entgiftung forcieren. Dazu zählen Kneipp'sche Anwendungen, Leberwickel, Sauna, Massagen und das Basenbad.

Das Basenbad

Ein Vollbad mit basischen Zusätzen aktiviert den Reinigungsprozess über die Haut. Basische Mineralien fördern außerdem die Durchblutung und beruhigen die Haut.

Und so wird's gemacht

Füllen Sie Ihre Badewanne mit warmem, aber nicht zu heißem Wasser. Die Temperatur sollte ungefähr bei 37 °C liegen. Geben Sie einen basischen Badezusatz hinein, z. B. »Meine Base« von Jentschura, die Sie im Reformhaus kaufen oder im Internet bestellen können. Eine Hand voll Basenpulver hat aber denselben Effekt.

Genießen Sie die entspannende Wirkung des Vollbads. Um den Kreislauf nicht zu sehr zu belasten, baden Sie höchstens 20 Minuten. Bei empfindlicher und trockener Haut geben Sie ¼ Liter kaltgepresstes Olivenöl ins Badewasser. Die rückfettenden Substanzen legen sich wie ein Schutzfilm über die Haut.

Bedenken Sie, dass Ihr Kreislauf während der Kur labiler ist. Wenn Ihnen schwindlig werden sollte, stehen Sie langsam, aber so bald wie möglich auf. Beenden Sie das Vollbad immer mit einem kalten Guss, das heißt: Beine und Arme kalt abbrausen. Ruhen Sie anschließend noch eine Weile im Bett, das entlastet den Kreislauf.

Ihr 10-Punkte-Programm für die 3. Woche

In der Früh:

1. Aufstehen, Bitterwasser und Basenpulver trinken
2. Morgengymnastik, Atemübungen
3. Wechselduschen, Trockenbürsten

Am Vormittag:

4. Frühstück
5. Ruhepausen oder Bewegungsprogramm oder evtl. der Berufstätigkeit nachgehen

Mittags:

6. Leberwickel
7. Mittagessen

Am Nachmittag:

8. Basenbad, Bewegung oder physiologische Maßnahmen

Am Abend:

9. Abendessen
10. Früh ins Bett mit Wärmflasche oder Leberwickel

Der 16. Kurtag

Durch die monotone, leicht verdauliche Kost auf Trennkostbasis der ersten beiden Wochen sind Ihr Geruchs- und Ihr Geschmackssinn enorm sensibilisiert. Während Sie vielleicht vor der Kur Wert auf viel Salz, Pfeffer oder schärfere Gewürze gelegt haben, würden Sie diese nun im Genuss stören, denn der eigentliche Geschmack der Lebensmittel geht durch zu viel Würzmittel verloren. Sie schmecken jetzt die Qualität und Frische von Nahrungsmitteln intensiver heraus, achten Sie daher beim Einkauf auf sehr gute Bio-Qualität.

Das gibt es heute

In der Früh

- Kuhmilch oder veganer Milchersatz mit Malzkaffee oder Kräutertee oder 1 Glas Schafsjoghurt
- Zur Wahl stehen 50 g Brotaufstrich der 1. Woche (Tag 1–7) mit einer geschnittenen Kursemmel ① oder einem hefefreien Dinkelfladen ②.

Zu Mittag

- Wählen Sie eine pürierte Gemüse-Basensuppe der 1. Woche (Tag 1–7) mit 2 Scheiben Kursemmel oder Dinkelfladen.
- Hauptgericht: Hühnerbrust (oder vegane Alternative) mit Mangold und Fenchel ㉗
- Zwischendurch trinken Sie viel Kräutertee.

Am Abend

- 1–2 Tassen Kräutertee mit jeweils 1 TL Honig und Saft von 1 Orangenspalte
- Nur bei Hunger eine halbe Kursemmel oder einen halben Dinkelfladen.

Lust auf gesundes Essen

Es sind nicht allein Ihre Geschmacksnerven, die während der Kur empfindlicher geworden sind, es ist Ihr gesamter Körper, der sehr viel sensibler reagiert. Das führt unter anderem dazu, dass Sie von sich aus eine gesündere Ernährung bevorzugen. Denn inzwischen spüren Sie selbst viel besser, was Ihrem Körper guttut und was ihm und damit Ihnen am besten bekommt.

Ihr Wohlbefinden während dieser Zeit der Kur ist der Beweis dafür, was eine gute Ernährung und ein gesundes Verdauungssystem bewirken können. Ganz nach der Devise »Lieber frisch als fett« werden Sie auch nach der Kur, einem inneren Bedürfnis folgend, Ihre Ernährung umstellen wollen.

Der 17. Kurtag

Sie stehen jeden Morgen erholt und erfrischt auf. Seien Sie sensibel und registrieren Sie jede positive Veränderung, die Sie nun in der Kur erleben. Durch die Entgiftung und Sanierung des Verdauungssystems ist Ihr Darm nun viel besser in der Lage, die Nahrung aufzuschlüsseln und Vitalstoffe aufzunehmen. Und das ist gut, denn man hat festgestellt, dass der Gehalt an Vitaminen, Spurenelementen und Mineralien in unseren Lebensmitteln drastisch abnimmt.

Das gibt es heute

In der Früh

- Kuhmilch oder veganer Milchersatz mit Malzkaffee oder Kräutertee oder 1 Glas Schafsjoghurt
- Zur Wahl stehen 50 g Brotaufstrich der 1. Woche (Tag 1–7) mit einer geschnittenen Kursemmel ① oder einem hefefreien Dinkelfladen ②.

Zu Mittag

- Wählen Sie eine pürierte Gemüse-Basensuppe der 1. Woche (Tag 1–7) mit 2 Scheiben Kursemmel oder Dinkelfladen.
- Hauptgericht: Gemüse-Kartoffelauflauf ㉘
- Zwischendurch trinken Sie viel Kräutertee.

Am Abend

- 1–2 Tassen Kräutertee mit jeweils 1 TL Honig und Saft von 1 Orangenspalte
- Nur bei Hunger eine halbe Kursemmel oder einen halben Dinkelfladen.

Vitalstoffe sind Mangelware

Dass wir gegenwärtig nicht mehr ausreichend mit Vitalstoffen versorgt werden, selbst wenn wir unseren Speiseplan ausgewogen, das heißt mit ausreichend Salat, Obst und Gemüse zusammenstellen, ist bedauerlicherweise eine Tatsache. Das liegt einerseits an den Anbaumethoden der konventionellen Landwirtschaft, andererseits an den langen Transportwegen beim Import von Lebensmitteln aus fernen Ländern. Außerdem trägt unsere Lebensweise, die oft durch Hektik und Stress geprägt wird, zusätzlich zum verstärkten Verbrauch von Vitaminen, Mineralien und Spurenelementen bei.

Da Vitalstoffe aber für außerordentlich viele und komplexe Stoffwechselvorgänge in unserem Körper notwendig sind, ist eine zusätzliche Einnahme bei Defiziten angeraten. Vitamine, Mineralien und Spurenelemente sind für die Erhaltung der Gesundheit und für die Behandlungen von Erkrankungen besonders wichtig. Es gibt Laboruntersuchungen, die diesbezügliche Defizite aufdecken. Auch die Funktionelle Myodiagnostik (S. 69) und andere komplementäre Diagnosemethoden können dies leisten. Sie sollten mit Ihrer Mayr-Ärztin oder Ihrem Mayr-Arzt darüber sprechen, ob die Ergänzung von Vitalstoffen bei Ihnen notwendig ist.

Lassen Sie einen Vitalstoffcheck machen, dann wissen Sie, welche Mineralstoffe Sie substituieren sollten.

Der 18. Kurtag

Freuen Sie sich darüber, dass Sie sich von Tag zu Tag besser fühlen. Genießen Sie, dass das Essen nicht mehr im Mittelpunkt Ihres Interesses steht. Machen Sie sich diese neu gewonnene Unabhängigkeit bewusst und gehen Sie beschwingt in den Tag.

Das gibt es heute

In der Früh

- Kuhmilch oder veganer Milchersatz mit Malzkaffee oder Kräutertee oder 1 Glas Schafsjoghurt
- Zur Wahl stehen 50 g Brotaufstrich der 1. Woche (Tag 1–7) mit einer geschnittenen Kursemmel ① oder einem hefefreien Dinkelfladen ②.

Zu Mittag

- Wählen Sie eine pürierte Gemüse-Basensuppe der 1. Woche (Tag 1–7) mit 2 Scheiben Kursemmel oder Dinkelfladen.
- Hauptgericht: Lachsschnitte (oder vegane Alternative) auf Gemüse
- Zwischendurch trinken Sie viel Kräutertee.

Am Abend

- 1–2 Tassen Kräutertee mit jeweils 1 TL Honig und Saft von 1 Orangenspalte
- Nur bei Hunger eine halbe Kursemmel oder einen halben Dinkelfladen.

Essen als Kompensation

Haben Sie sich schon Gedanken darüber gemacht, warum Sie vor der Kur vielleicht viel zu viel gegessen haben und nun mit so wenig zufrieden sind?

Erst wenn wir begreifen, dass Essen nicht nur den Hunger stillt, sondern auch noch andere, vielleicht bisher nicht bewusste Bedürfnisse befriedigt, können wir nach einer Alternative suchen.

Essen wir zu viel, weil wir zu sehr im Stress sind und uns etwas gönnen möchten? Oder weil wir einen Puffer brauchen, ein dickes Fell sozusagen, das uns bei bestehenden Konflikten und Problemen schützt? Oder essen wir vielleicht zu viel, weil wir uns als Frau vor allzu begehrlichen Männerblicken schützen möchten?

In der Zeit der Kur, in der uns das Ventil Essen genommen wird, begreifen wir meist unser Problem und merken, dass Bewegung, Meditation, eine entspannende Massage, ein kurzer Spaziergang oder der Besuch einer Sauna eine gute und viel gesündere Alternative zum übermäßigen Essen darstellt. Lassen Sie sich durch die Kur motivieren, dann können Sie auf diese Möglichkeiten auch im Alltag zurückgreifen.

So bauen Sie Ihren Stress ab

Setzen Sie sich bequem auf einen Stuhl, stellen Sie die Füße parallel, etwa hüftbreit auseinander, fest auf den Boden. Legen Sie nun eine Hand auf den Bauch und die andere Hand so auf die Stirn, dass die Fingerspitzen der mittleren drei Finger ohne Druck die Stirnbeinhöcker berühren. Die Stirnbeinhöcker finden Sie, wenn Sie die Fingerspitzen etwa von der Mitte der Augenbrauen nach oben wandern lassen, bis Sie vor dem Haaransatz zwei leichte Erhebungen spüren.

Schließen Sie die Augen und atmen Sie mehrmals tief in den Bauch ein und langsam wieder aus.

Lassen Sie nun in Gedanken die anstrengenden Momente und stressigen Situationen des Tages in Gedanken vorüberziehen. Versuchen Sie nachzuspüren, welche körperlichen Veränderungen diese unangenehmen Momente und negativen Gefühle verursachen.

Spüren Sie Verspannungen im Nacken, haben Sie ein mulmiges Gefühl im Magen oder einen Kloß im Hals? Stellen Sie sich nun vor, wie Sie die Verspannung, den Druck im Magen oder das Engegefühl im Hals aus dem Körper herausziehen, indem Sie Ihren Atem an diese Stellen leiten und das unangenehme Gefühl durch den Mund wegatmen. Wenn Ihnen das gelungen ist, stellen Sie sich vor, wie Sie mit jedem Atemzug neu gewonnene Wärme und Freude einatmen und durch Ihren Körper strömen lassen.

Schließen Sie die Übung mit einem tiefen Atemzug ab, verharren Sie noch einen Moment in dieser Position und genießen Sie die Stille und das entspannte Gefühl, das Sie nun erfüllt.

Der 19. Kurtag

In den letzten Tagen ihrer Mayr-Therapie findet Ihr abschließender Arztbesuch statt. Die körperlichen Untersuchungsbefunde vor und am Ende der Kur werden miteinander verglichen. Hier wird Ihnen dann bestätigt, dass Sie sich nicht nur subjektiv besser fühlen, sondern auch nachvollziehbare diagnostische Kriterien eine deutliche Besserung Ihres Gesundheitszustands belegen.

Das gibt es heute

In der Früh

- Kuhmilch oder veganer Milchersatz mit Malzkaffee oder Kräutertee oder 1 Glas Schafsjoghurt
- Zur Wahl stehen 50 g Brotaufstrich der 1. Woche (Tag 1–7) mit einer geschnittenen Kursemmel ① oder einem hefefreien Dinkelfladen ②.

Zu Mittag

- Wählen Sie eine pürierte Gemüse-Basensuppe der 1. Woche (Tag 1–7) mit 2 Scheiben Kursemmel oder Dinkelfladen.
- Hauptgericht: Polenta mit Gemüse ㉛
- Zwischendurch trinken Sie viel Kräutertee.

Am Abend

- 1–2 Tassen Kräutertee mit jeweils 1 TL Honig und Saft von 1 Orangenspalte
- Nur bei Hunger eine halbe Kursemmel oder einen halben Dinkelfladen.

Die Abschlussuntersuchung

Aus Ihrem Gesicht ist die Erschöpfung gewichen, Ihre Augen strahlen, die Haut ist straffer geworden und der Teint reiner, Körperhaltung und Bauchform haben sich objektiv verbessert. Das kann jeder sehen. Ihre Mayr-Ärztin oder Ihr Mayr-Arzt können aber noch mehr überprüfen: Sie werden feststellen, dass die angeschwollene und belastete Leber wieder eine normale Größe hat. Tastbare Veränderungen des Verdauungsapparats, wie ein verhärteter, entzündlicher Dünndarm, werden mit Sicherheit zurückgegangen sein, der Darm hat seine normale Form und Lage wiedergefunden.

Aber nicht nur körperliche Merkmale und die Gewichtsabnahme beweisen, dass Sie Ihre Vitalität wiedergewonnen haben. Oft zeigen auch die Laborergebnisse eine bessere Stoffwechselleistung an. Zum Beispiel kann ein erhöhter Cholesterin- oder Harnsäurespiegel deutlich gesunken sein, und auch die Marker für allergische Reaktionen des Körpers nehmen in der Regel ab.

Der 20. Kurtag

In den letzten drei Wochen hatten Sie genug Gelegenheit, über Ihr Essverhalten nachzudenken. Jetzt sollten Sie festlegen, was Sie aus der Kur in den Alltag übernehmen. Die Vorsätze sind individuell unterschiedlich und hängen von Ihrer Ernährung vor der Mayr-Kur ab. Für manchen wird es grundlegende Veränderungen geben, für andere nur kleine Verhaltensänderungen. Fest steht, dass Sie während der Mayr-Therapie gespürt haben, was Ihnen guttut, daher wird es Ihnen leicht fallen, Ihre guten Vorsätze auch umzusetzen. Keine Angst, Sie müssen von nun an nicht das ganze Leben lang spartanisch essen. Es geht vielmehr darum, dass Sie wahrnehmen, was Sie essen und wie Sie essen.

Sie werden das gute Essen genauso spüren wie das schlechte. Sie sollten zur Entlastung Ihres Darms immer dann darauf zurückkommen, wenn es Ihnen mal körperlich nicht so gut geht. Ansonsten gelten die Vorschläge mit entsprechender Esskultur auch nach der Kur für die tägliche gesunde Ernährung. Die Auswahl wird aber im Sinne der Bedarfsdeckung aller Nährstoffe durch Obst, Salat und weitere Gemüsesorten erweitert. Anstatt der leichter verdaulichen Weißmehlprodukte werden nach Kurende langsam auch vollwertige Getreideprodukte verwendet. Dabei ist aber immer auf die individuelle Verträglichkeit zu achten!

Das gibt es heute

In der Früh

- Kuhmilch oder veganer Milchersatz mit Malzkaffee oder Kräutertee oder 1 Glas Schafsjoghurt
- Zur Wahl stehen 50 g Brotaufstrich der 1. Woche (Tag 1–7) mit einer geschnittenen Kursemmel ① oder einem hefefreien Dinkelfladen ②.

Zu Mittag

- Wählen Sie eine pürierte Gemüse-Basensuppe der 1. Woche (Tag 1–7) mit 2 Scheiben Kursemmel oder Dinkelfladen.
- Hauptgericht: Hühnerschnitzel (oder vegane Alternative) mit Kerbelsauce und Gemüse ㉜ Zwischendurch trinken Sie viel Kräutertee.

Am Abend

- 1–2 Tassen Kräutertee mit jeweils 1 TL Honig und Saft von 1 Orangenspalte
- Nur bei Hunger eine halbe Kursemmel oder einen halben Dinkelfladen.

Grundsätze für die Zeit nach der Mayr-Kur

Auch in Zukunft sollten Sie alles, was Sie zu sich nehmen, durchkauen.

Lassen Sie sich Zeit beim Essen, das ist ein Luxus, den Sie sich leisten sollten. Legen Sie die Gabel nach jedem Bissen auf den Teller, warten Sie, bis Sie alles gut gekaut und hinuntergeschluckt haben, und nehmen Sie dann erst die Gabel wieder auf. Das ist ein gutes Training, um langsam zu essen.

Beschränken Sie sich auf drei Mahlzeiten am Tag, wobei die Hauptmahlzeit das Mittagessen sein sollte.

Essen Sie keine Rohkost am Abend, also weder Salat noch Obst, auch Obstsäfte sind schlecht verdaulich.

Trinken Sie mindestens 2 bis 3 Liter Flüssigkeit am Tag: Quellwasser, stilles Wasser und Kräutertees.

Achten Sie bei der Auswahl der Lebensmittel auf Qualität und darauf, dass mindestens zwei Drittel des Essens täglich durch basische Lebensmittel abgedeckt werden.

Basische Lebensmittel sind

- fast alle Gemüse (mit Ausnahme von Spargel und Schwarzwurzeln)
- alle Blattsalate und Gemüsesalate mit kalt gepresstem Öl und Naturessig
- Kartoffeln
- Mandeln, Sprossen, Keimlinge
- gut ausgereiftes Obst
- alle frischen und getrockneten Küchenkräuter
- Sahne und Bio-Frischmilch
- kalt gepresste gute Pflanzenöle mit Omega-3-Fettsäuren (Lein-, Walnuss-, Rapsöl) sind neutral

Der 21. Kurtag

Herzlichen Glückwunsch, der letzte Tag Ihrer Kur beginnt. Sie haben Ihr Ziel erreicht. Auf Gymnastik, Atemübungen und Wechselduschen am Morgen müssen Sie in Zukunft aber nicht verzichten.

Das gibt es heute

In der Früh

- Kuhmilch oder veganer Milchersatz mit Malzkaffee oder Kräutertee oder 1 Glas Schafsjoghurt
- Zur Wahl stehen 50 g Brotaufstrich der 1. Woche (Tag 1–7) mit einer geschnittenen Kursemmel ① oder einem hefefreien Dinkelfladen ②.

Zu Mittag

- Wählen Sie eine pürierte Gemüse-Basensuppe der 1. Woche (Tag 1–7) mit 2 Scheiben Kursemmel oder Dinkelfladen.
- Hauptgericht: Seeteufelmedaillons (oder vegane Alternative) mit Gemüsenudeln ㉝ oder noch einmal ein Gericht von Tag 15–20
- Zwischendurch trinken Sie viel Kräutertee.

Am Abend

- 1–2 Tassen Kräutertee mit jeweils 1 TL Honig und Saft von 1 Orangenspalte
- Nur bei Hunger eine halbe Kursemmel oder einen halben Dinkelfladen.

Der Rückblick

Nehmen Sie sich heute Zeit für einen Rückblick: Wie ist es Ihnen in den drei Wochen ergangen? Wie haben Sie sich gefühlt? Was hat Ihnen geholfen? Welche Beschwerden, über die Sie vor der Therapie geklagt haben, sind verschwunden? Wenn Sie Tagebuch geführt haben, blättern Sie es in Ruhe durch und vergegenwärtigen Sie sich die einzelnen Stationen Ihrer Kur.

Wichtiger als Krisentage sind Ihre positiven Erfahrungen. Was hat Ihnen besonders gutgetan? Welche physiologischen Maßnahmen, sei es ein Basenbad, Trockenbürsten oder eine Selbstmassage, möchten Sie auch im Alltag durchführen? Können Sie sich vorstellen, dreimal die Woche zu walken, zu joggen, zu schwimmen oder eine andere Bewegungsform durchzuführen, die Ihnen Spaß macht? Wie wäre es, wenn Sie weiterhin täglich meditierten? Auf alle diese Fragen können nur Sie sich eine ehrliche Antwort geben. Das Buch enthält viele Anregungen; was wirklich zu Ihnen passt, können letztendlich nur Sie selbst herausfinden.

Der Ausstieg aus der Kur

Nach drei Wochen Mayr-Therapie ist eine sanfte Ausleitung mindestens ebenso wichtig, wie es der richtige Einstieg war. Führen Sie sich vor Augen, dass Sie Ihrem Darm nicht von heute auf morgen schwere Kost anbieten können. Das würden Sie auch sofort spüren. Einen guten Übergang bieten zwei Wochen Nachkur, wie sie im folgenden Kapitel beschrieben werden. Lesen Sie daher aufmerksam weiter.

Die Umgewöhnung

Setzen Sie den Erfolg der Mayr-Kur nicht aufs Spiel und beginnen Sie langsam und vorsichtig, Ihre Ernährung und Ihre Lebensweise umzustellen. Nach der Kur können Sie Ihren gereinigten Darm mit dem eines Säuglings vergleichen, dem man auch weder Pizza noch Gyros zu essen anbieten würde. Ihr Darm muss sich nach dieser dreiwöchigen Schonungsphase erst langsam wieder daran gewöhnen, Normalkost zu verdauen. Erinnern Sie sich, dass wir den Darm entlastet haben, indem wir die Bandbreite der Lebensmittel deutlich reduziert haben. Deshalb sollten Sie Ihren Darm unbedingt langsam, also Schritt für Schritt, wieder mit anderen Lebensmitteln konfrontieren. So erfahren Sie selbst, was Ihnen guttut und was nicht. Empfindliche sollten das Vollkornmehl anfangs evtl. zur Hälfte mit Weißmehl mischen!

So unterstützen Sie Ihren Darm

Beginnen Sie auch jetzt noch den Morgen mit dem Trinken von Bitterwasser, allerdings sollten Sie die Dosis langsam reduzieren. Dafür stehen Ihnen zwei Möglichkeiten zur Verfügung.

Sie trinken in der ersten Woche der Nachkur nur jeden zweiten Tag Bitterwasser, in der zweiten Woche machen Sie dann zwei Tage Pause, in der dritten drei Tage etc., um es danach abzusetzen.

Die andere Möglichkeit ist, jeden Tag das Bitterwasser in gewohnter Konzentration vorzubereiten (1 TL auf ¼ l warmes Wasser), jedoch auf zwei Wochen verteilt immer weniger täglich davon zu trinken. Da der Darm sich wieder mit verdautem Nahrungsbrei füllen wird, kann es vorkommen, dass Sie in dieser Übergangszeit nicht mehr jeden Tag abführen werden. Seien Sie unbesorgt, solange sich dies auf die Nachkur beschränkt. Trinken Sie ausreichend.

Wenn sich der Stuhlgang nicht sofort wieder einstellt, trinken Sie morgens 1 Glas warmes Wasser ohne Bittersalz. Das kann zu einer reflexgesteuerten Stuhlentleerung führen.

Die Einnahme von Basenpulver kann auch im Alltag sehr hilfreich sein, vor allem dann, wenn wir uns zu sehr mit säurebildenden Lebensmitteln (z. B. tierischen Lebensmitteln, Weißmehl, Zucker) ernähren. Am besten trinken Sie es während der Nachkur einmal täglich abends vor dem Schlafengehen.

Nahrungsergänzungsstoffe und Vitamine, die Ihnen während der Kur verordnet wurden, nehmen Sie nach Weisung Ihrer Mayr-Ärztin oder Ihres Mayr-Arztes weiter, das Gleiche gilt für pflanzliche Heilstoffe.

Die Ernährung

In der Folge stellen wir Ihnen besonders bewährte Rezepte für die Zeit nach der Kur vor, damit Sie den Heilungserfolg der Mayr-Kur möglichst lange halten können.

Sicherlich freuen Sie sich schon, dass Sie nun wieder frische Sachen wie Obst und Salat genießen dürfen. Aber seien Sie bitte vorsichtig, nehmen Sie zunächst nur kleinere Mengen Rohkost zu sich und meiden Sie nach wie vor alle rohen und alle blähenden Lebensmittel am Abend!

Sie können aber sehr wohl morgens einen reifen Apfel, eine Banane, Tomate, Avocado oder Papaya essen und mittags zuerst nur Blattsalate mit hochwertigem Naturessig und kalt gepressten Pflanzenölen, etwas Rucola, Kresse oder Schnittlauch. Langsam können Sie sogar wieder etwas Jungzwiebel, Lauchscheiben, einen Hauch Knoblauch, oder aber in Maßen Brokkoli, Blumenkohl, Kraut, Wirsing und später auch Hülsenfrüchte essen. Um die Verträglichkeit unmittelbar danach zu spüren, probieren Sie am besten eines nach dem anderen.

Wenn Sie sich alle Basis-Rezeptvorschläge mit den verschiedenen Ableitungsmöglichkeiten anschauen, werden Sie feststellen, dass Sie die Möglichkeit haben, die Gerichte beliebig untereinander zu variieren und trotzdem bei der Monotonie zu bleiben. Die Hauptgerichte in diesem Buch sind auf Trennkostbasis aufgebaut. Basische Kohlenhydrate wie Kartoffeln werden daher vorerst zugunsten der leichteren Verdaubarkeit während der Kur als Beilage weggelassen. So gibt es als Beilage ausschließlich basisches Gemüse. Danach sollte diese basische Beilage aber wieder Ihren Platz haben. Wir liefern Ihnen ein gutes Basisgerüst mit einer großen Auswahl an sehr einfachen Rezepten, die Sie je nach Jahreszeit abwandeln können. Für den Fall, dass Sie unter einer Laktose-, Histamin- oder Glutenunverträglichkeit leiden, wird in Klammern extra auf die Verträglichkeit und mögliche Alternativen hingewiesen (L, F, H, G). So können Sie einzelne Lebensmittel weglassen oder austauschen. Auch vegetarisch mit Milchprodukten oder völlig vegan können Sie Ihre spezielle Mayr Kur mit diesem Programm durchführen. Die Hinweise dazu stehen bei den Rezepten und Einkaufslisten.

Wie geht es im Alltag weiter?

Bevor Sie etwas über die gesunde Ernährung im Alltag erfahren, sollten Sie wissen, dass es keine Tabus für das Essen gibt. Verbote reizen nur dazu, sie zu umgehen. Nie mehr Schokolade, nie mehr Kaffee und keinen Kuchen? Wo bleibt da die Lebenslust?

Essen soll Freude machen, und kleine Sünden werden von Ihrem Organismus großzügig verziehen, wenn Sie bestimmte Prinzipien im alltäglichen Essverhalten einhalten und regelmäßig eine Mayr-Kur durchführen.

Sauer macht nicht immer lustig

In der naturheilkundlichen Medizin werden Lebensmittel in Basen- und Säurebildner eingeteilt. Aber was bedeutet das eigentlich? Chemisch ist eine Säure durch ein positives Wasserstoffion (H^+) und eine Base durch ein negatives Wasserstoffion (H^-) gekennzeichnet. Überwiegen in einer Lösung die H^+-Ionen, so ist sie sauer, überwiegen die H^--Ionen, ist sie basisch. Säuren und Basen neutralisieren sich gegenseitig, wenn genauso viele positiv wie negativ geladene Wasserstoffionen vorliegen. Ob eine Lösung sauer oder basisch ist, zeigt der pH-Wert an. Er reicht von pH 1 (sehr sauer) über pH 7 (neutral) bis pH 14 (stark basisch). Sie können Ihn mit einem Lackmusstreifen messen.

Die biochemischen Vorgänge in unserem Körper brauchen einen ausgeglichenen Säure-Basen-Haushalt, um reibungslos abzulaufen. Unser Körper verfügt über Puffersysteme, die dafür sorgen, dass ein Überschuss an Säuren ausgeglichen wird. Besteht jedoch eine dauerhafte Übersäuerung, entgleisen die Regulationssysteme, und die Säuren werden ins Gewebe, vor allem ins Bindegewebe und Unterhautfettgewebe, abgeschoben. Dort führen sie unter anderem zu Cellulite und Hautalterung, in Gelenken zu Verschleißerscheinungen.

Dauerhafte Übersäuerung des Organismus macht krank. Viele Zivilisationserkrankungen und Alterungsprozesse entstehen durch falsche Ernährung.

Übersäuerung vermeiden

Übersäuerung entsteht unter anderem durch Bewegungsmangel, Stress, Verdauungsstörungen, Mangel an basischen Mineralien und eine säurelastige Ernährung. Dies sind dauerhafte Störfaktoren, die die Puffersysteme unseres Körpers auf Dauer nicht ausgleichen können.

Um einer Übersäuerung des Organismus vorzubeugen, achten Sie auf das Verhältnis von säure- zu basenbildenden Nahrungsmitteln. Diese Kombination wird bei unseren vorgeschlagenen Rezepten im Buch praktisch immer berücksichtigt.

Die Basenbildner finden Sie auf im Kapitel »Grundsätze für die Zeit nach der Mayr-Kur« (S. 163), die säurebildenden Lebensmittel sind Fleisch, Wurstwaren, Fisch, Eier, Käse, Quark, Weißmehl, Süßspeisen, Zucker und Kaffee, kohlensäurehaltiges Mineralwasser, Soft Drinks und Alkohol.

Eine Mahlzeit sollte zu 75 Prozent aus basenbildenden und nur zu 25 Prozent aus säurebildenden Lebensmitteln bestehen. Natürlich kann vorher oder nachher durch Basenbildner zusätzlich ausgeglichen werden. Dabei ist aber nicht eine Mahlzeit an einem Tag entscheidend, sondern der ausgeglichene basische Wochen- und Monatsplan Ihrer Ernährungsform.

Das Säure-Basen-Verhältnis können Sie auf ein Essen, aber auch auf die Mahlzeiten des gesamten Tages beziehen. Konkret bedeutet das: Wenn Sie zum Frühstück nur säurebildende Lebensmittel essen wie ein Vollkornbrot mit Quark und Marmelade oder Eier und Schinken, dann wäre zum Mittag eine reine basische Mahlzeit wie ein Gemüseteller oder ein Salat mit kalt gepressten Pflanzenölen ohne Fleisch angebracht. Ist das Frühstück hingegen ausgeglichen ausgefallen, zum Beispiel eine Schüssel Obst mit etwas Müsli, dann können Sie sich zum Mittagessen ein kleines Stück Fleisch oder Fisch mit Gemüse gönnen. Die gewohnten Eiweißportionen (Fisch/Fleisch) sollten daher nicht mehr als ca. 100 g (20 g Eiweiß) pro Person ausmachen.

Am Ende einer Mayr-Therapie stellt sich oft die Frage, wie denn nun ein gesundes Frühstück, Mittagessen oder Abendessen aussehen könnte. Hier noch einmal die einfache Antwort: Folgen Sie Ihrem Instinkt und essen Sie die Nahrungsmittel, die Sie gerne mögen. Achten Sie aber bei der Zusammenstellung im Verlauf eines Tages auf das richtige Säure-Basen-Verhältnis. Für Anregungen zu vielen basischen Rezepten finden Sie zusätzlich eine Literaturliste im Anhang.

Darauf sollten Sie auch in Zukunft achten

- Essen Sie langsam und mit Genuss. Legen Sie die Gabel nach jedem Bissen auf den Teller, bis Sie alles gut gekaut und hinuntergeschluckt haben.
- Trinken Sie zum Essen kein Wasser, es verdünnt die Verdauungssäfte, auch wenn dies wissenschaftlich nicht bewiesen ist. Ein Glas Wein oder Bier sind möglich, da Wein und Bier zu den Nahrungsmitteln zählen.
- Halten Sie drei Mahlzeiten ein und essen Sie Ihre Hauptmahlzeit mittags.
- Wenn Sie abends essen gehen, halten Sie sich an die Trennkost: Mischen Sie Kohlehydrate nicht mit tierischem Eiweiß, kombinieren Sie entweder Gemüse mit Fisch bzw. Fleisch oder essen Sie Gemüse mit Nudeln, Reis oder Kartoffeln.
- Verzichten Sie abends auf Rohkost, auch auf Obst und Obstsäfte, damit es nicht zu belastenden Gärungsprozessen kommt.
- Sie sind jetzt geübt, es wird Ihnen ganz sicher gelingen!

Lebensmittelunverträglichkeiten und vegane Ernährung

Laktoseintoleranz: Bei einer Laktoseintoleranz, auch bekannt als Milchzuckerunverträglichkeit, wird der in den Lebensmitteln enthaltene Milchzucker (Laktose) entweder gar nicht oder nur ungenügend verdaut, weil im Dünndarm zu wenig vom Enzym Laktase produziert wird. Dadurch kann der Milchzucker nicht aufgespalten und vom Körper nicht verwertet werden. Daraus ergibt sich eine Unverträglichkeit gegenüber Milchprodukten und anderen Lebensmitteln, die Milchzucker enthalten. Meist äußert sich dies durch Völlegefühl, Blähungen, Übelkeit, Krämpfen, etc. In Afrika und Asien kommt die Laktoseunverträglichkeit häufiger vor als bei uns in Europa, wo nur ca. 15% der Bevölkerung betroffen sind.

Da sich zunehmend mehr Menschen damit auseinandersetzen müssen, hat sich die Lebensmittelindustrie darauf eingestellt und es gibt im Handel für nahezu alle Milchprodukte laktosefreie bzw. laktosearme Alternativen. Normale Butter oder Sahne enthalten nur sehr wenig Milchzucker, wodurch sie erfahrungsgemäß gut vertragen werden!

Vorsicht ist bei sämtlichen Frischprodukten geboten, bei denen der Milchzuckergehalt besonders hoch ist. Erst durch längere Lagerung wird der Milchzucker abgebaut. Achtung: Bei Histamin ist es genau umgekehrt! Im Frischprodukt ist nahezu kein Histamin enthalten, je länger das Lebensmittel aber lagert, desto mehr wird von diesem Eiweiß gebildet und der Histamingehalt nimmt beträchtlich zu.

Fruktoseintoleranz: Fruchtzucker wird normalerweise im Dünndarm vom Glukosetransporter Nummer 5 (GLUT5) in die Zellen aufgenommen. Bei einem (angeborenen oder erworbenen) Defekt des Transporters wird der Fruchtzucker im Dünndarm nicht aufgenommen, gelangt in den Dickdarm und wird dort von Bakterien zersetzt. Dabei entstehen Gase und kurzkettige Fettsäuren, die zu verschiedenen Symptomen führen. Die Auswirkungen sind ähnlich wie bei einer Laktoseintoleranz. Die Betroffenen klagen über Völlegefühl, Blähungen, Übelkeit, Erbrechen, Durchfall etc. Die einzige Therapie besteht in einer fruktosearmen Ernährung. Viele Ärzte und Ernährungsexperten meinen, man sollte neben dem Obst auch auf Gemüse verzichten. Das kann aber für viele Betroffene zum Problem werden, weil durch den Verzicht auch viele natürliche Vitamine und Mineralstoffe wegfallen. Für Gemüseliebhaber wird es dann auch langweilig. Das muss aber nicht so sein, weil der Fruchtzuckeranteil in Gemüse relativ gering ist. Vor allem dann, wenn nur eine kleine Menge Gemüse als Beilage zum Hauptgericht gegessen wird. Zudem spielt das Verhältnis von Fruktose zu Glukose eine Rolle. Es kann entsprechenden Tabellen entnommen werden. Sehr selten kommt (meist bei Säuglingen) auch eine hereditäre (angeborene) Fruktoseintoleranz (HFI) vor, die lebenslang eine eigene Diät erfordert.

Vorsicht ist im Allgemeinen bei Säften, Bier, Honig, Fertigprodukten und Süßigkeiten geboten. Obgleich auch im Haushaltszucker Fruchtzucker enthalten ist, wird dieser meist gut vertragen. Kartoffeln und Salate, Topinambur, Avocado, Schwarzwurzeln und verschiedene Pilze werden meist gut vertragen. Auch unsere regionalen Gemüse, wie Karotten, gelbe Rüben, Sellerie, Petersilienwurzeln, Pastinaken, Zucchini, Kürbis und sogar Tomaten sind individuell verträglich. Die frische und schonende Zubereitung in kleineren Mengen, wie im Rezeptteil angegeben, macht auch die Fruktose leichter verträglich.

Glutenintoleranz und Glutensensitivität: Hierbei handelt es sich um eine meist vorübergehende Unverträglichkeit, die oft schwierig zu diagnostizieren ist. Sie ist nicht zu verwechseln mit der Zöliakie, einer entzündlichen Darmerkrankung, bei der die Darmzotten geschädigt werden und eine lebenslange glutenfreie Ernährung erforderlich ist. Aber auch bei einer Intoleranz sind die Beschwerden wie Blähungen, Durchfall, Bauchschmerzen, Erbrechen, Kopfschmerzen, etc. bekannt. Die Glutenintoleranz ist eine Funktionsstörung, die nicht allergisch bedingt ist, sondern meist im Zusammenhang mit »Gluten« steht. Gluten ist ein Sammelbegriff für Weizenklebereiweiße, welches durch die heutigen modernen Weizenzüchtungen vermehrt vorkommt. Man nennt sie auch Prolamine/Gliadin und Gluteline/Glutenin. Gluten soll den Weizen gegen Schädlinge resistenter machen. Neben den Eiweißen stehen aber auch noch andere Stoffe im Verdacht, den Weizen schlecht verträglich zu machen, wie etwa Lektine, fermentierbare Oligo-, Di- und Monosaccharide und Polyole.

Derzeit gibt es nur eine Behandlungsmöglichkeit, und die wäre, sich glutenfrei bzw. weizenfrei zu ernähren. Es wird angenommen, dass sich eine Glutenintoleranz nach etwa 1–2 Jahren wieder zurückbilden kann, wenn man eine glutenfreie Ernährung einhält. Achten Sie auf Brot und Backwaren, Nudeln, Pizza, Müsli, Kekse, Malzkaffee, Bier, Sojasauce, usw., in denen meist Gluten enthalten ist. Glutenfreie Getreide und Körner sind: Reis, Mais, Hirse, Buchweizen, Amaranth und Quinoa. Alle anderen Getreide und Getreideprodukte sind zu meiden. Auch während der Mayr-Kur hat sich eine glutenfreie Ernährung zur

Darmschonung positiv ausgewirkt. Daher finden Sie vorwiegend glutenfreie Getreide und Körner im Rezeptteil.

Histaminintoleranz: Hierbei handelt es sich um einen ungenügenden enzymatischen Abbau von Histamin im Dünndarm. Zumeist geht es dabei um eine verminderte Aktivität des Enzyms Diaminoxidase (DAO), das für einen raschen Abbau des über die Nahrung zugeführten Histamins verantwortlich ist. Histamin wird aber auch vom Körper selbst produziert. Wenn mehr Histamin zugeführt als abgebaut wird, kommt es zu Beschwerden. Auch hier äußert sich das meist durch Magen-Darm-Beschwerden, Hautrötungen, Nesselausschlag, Kopfschmerzen etc. Bei einer Histaminintoleranz sollten möglichst nur frische Lebensmittel verzehrt werden, denn das Histamin in Lebensmitteln vermehrt sich durch längeres Liegenlassen, Reifung und Verderb. Besonders viel Histamin entsteht, wenn Lebensmittel, die reich an der Aminosäure Histidin sind, von Bakterien besiedelt und zersetzt werden. Das geschieht auch bei unseren üblichen Gärungs-, Fermentations- und Reifeprozessen, die zur Haltbarmachung und Veredelung der Produkte dienen. Zu den histaminhaltigen Lebensmitteln zählen Salami, Wurstprodukte, Geräuchertes, Käse, Sauerkraut, Wein, Bier, Most, Schokolade, Erdbeeren und Zitrusfrüchte. Bei Tomaten, Spinat, Auberginen und Avocados sollten Personen mit Histaminintoleranz aufpassen. Bereits eine kleine Menge histaminhaltiger Lebensmittel kann zu Beschwerden führen. Aber auch bei der Kombination mit anderen Lebensmitteln ist Vorsicht geboten. Wer kennt sie nicht, die belastende Kombination von gereiftem Rotwein und Käse?

In unseren Rezepten finden Sie Hinweise für den Austausch bzw. das Weglassen einzelner histaminhaltiger Lebensmittel. Eine Besserung der Symptome kann nur durch das Weglassen histaminreicher Lebensmittel und durch weniger Stress im Alltag erreicht werden.

Vegane Ernährung: Vegan liegt im Trend: Immer mehr Menschen, vor allem junge, ernähren sich vegan. Die Frage ist: Ist das gesund oder nicht? Die einen sagen »Ja, supergesund!«, die anderen behaupten, es komme zu einem Nährstoffmangel. Ernährungsexpertinnen meinen, unter Einhaltung bestimmter Vorgaben sei es zumindest nicht schädlich. Die Deutsche Gesellschaft für Ernährung (DGE) sagt, man könne den Bedarf an essenziellen Aminosäuren, die hauptsächlich in tierischen Lebensmitteln vorkommen, durch pflanzliche Proteinquellen, wie Nüsse, Getreide, Hülsenfrüchte und Kartoffeln gut decken.

Gründe für diese Ernährungsform gibt es viele. Hauptsächlich liegen sie in der unvertretbaren Massentierhaltung und sind daher ethischer oder ökologischer Natur. Bei veganer Ernährung wird nicht nur auf Fleisch und Fisch, sondern auf alle Produkte tierischer Herkunft verzichtet, also auch auf Milchprodukte, Eier und Honig. Die entscheidende Frage, wie sich eine dauerhafte vegane Ernährung auf die Gesundheit auswirkt, hängt in erster Linie von der richtigen Auswahl und Kombination der Lebensmittel ab. So ist eine abwechslungsreiche Ernährung aus Salaten, Gemüse, Kartoffeln, kalt gepressten Pflanzenölen, Getreideprodukten, Obst und Hülsenfrüchten (nach der Kur) durchaus gesundheitsfördernd. Man weiß auch, dass Veganer seltener rauchen, wenig Alkohol trinken und sich häufiger bewegen. Wer sich jedoch auch als Veganer schlecht ernährt und zu Fertigprodukten mit hohem Gehalt an Fett, Salz und Zucker (Cola, Pommes, Chips) greift, lebt sicher nicht gesünder. Achten muss man bei dieser Ernährungsform laut Experten vor allem auf die Zufuhr von ausreichend Vitamin B_{12}, Vitamin D, Kalzium, Eisen, Jod, Eiweiß und Omega-3-Fettsäuren. Laut DGE ist die Einnahme eines Vitamin-B_{12}-Präparates unumgänglich, da dieses Vitamin fast nur in tierischen Lebensmitteln vorkommt.

Auch auf die Zufuhr von ausreichend biologisch hochwertigem Eiweiß muss geachtet werden. Durch die gezielte Kombination von Lebensmitteln und die Ergänzungswirkung einzelner Aminosäuren kann der Proteinbedarf (Eiweißbedarf) gut gedeckt werden. Geeignete Alternativen zu tierischem Eiweiß sind nach der Kur sämtliche Hülsenfrüchte, Vollkornbrote, Soja, Pilze und Nüsse. Bei der Kalziumversorgung helfen uns Fenchel und Mandeln und nach der Kur Brokkoli, Grünkohl, Bohnen und Haselnüsse. Für die kurze Zeit während der Mayr-Kur auf veganer Basis müssen Sie sich aber noch keine Sorgen bezüglich Ihrer Nährstoffversorgung machen. Besprechen Sie das mit Ihrer Ärztin oder Ihrem Arzt.

Kapitel 4
Rezepte

Sämtliche Grundrezepte, die Sie in diesem Buch finden, können Sie mit ähnlichen Zutaten genauso kochen. Auch Vegetarier oder strenge Veganer finden ihre Rezepte. Gemüse, Fisch, Fleisch, Milchprodukte, Kräuter usw. können Sie durch andere Sorten austauschen, was naturgemäß schon aufgrund der Jahreszeit notwendig ist. Seien Sie möglichst kreativ, denn dann haben Sie ihr ganz persönliches Rezept und erst dann macht das Kochen so richtig Spaß.

Vorkur und 1. Woche

① Dinkel-Kursemmeln

Für 18 Dinkelbrötchen à 40 g

500 g sehr fein gemahlenes Dinkel-Auszugsmehl • ⅜ l warme Milch oder Wasser (oder halb und halb) • 42 g frische Hefe oder 1 P. Trockenhefe • 40 g zerlassene Butter • feines Meersalz

- Butter und Hefe in einer Rührschüssel mit warmer Milch auflösen und salzen. Mit dem Knetarm der Teigrührmaschine oder des Mixers zu einem mittelfesten, formbaren Teig durchkneten. Ein sauberes Tuch darüberlegen und den Teig an einem warmen Ort ca. 20 Minuten gehen lassen.
- Anschließend aus dem Teig eine lange Rolle formen und daraus ca. 40 g schwere Teigstücke abstechen. Daraus kleine, runde Kugeln zu Brötchen formen, diese auf ein bemehltes Backblech legen, mit einem Tuch zudecken und wieder ca. 15–20 Minuten gehen lassen.
- Die aufgegangenen Brötchen mit etwas Milch oder Wasser bepinseln und evtl. mit ganzen Kümmel- oder Anissamen bestreuen. Nun im vorgeheizten Ofen bei ca. 220 °C 15 Minuten backen.
- Die Brötchen mit einer festen, breiten Spachtel vom Blech lösen und auf einem Gitter erkalten lassen. Je nach Luftfeuchtigkeit 2–4 Tage mit einem Tuch zugedeckt auf einem Gitterrost trocknen lassen. Auf Vorrat einzeln verpacken und evtl. einfrieren.
- Für die Kur werden die Brötchen (Semmeln) in dünne Scheiben geschnitten und mit Serviette besonders schön angerichtet.

Alternative: Sie können bei Glutenunverträglichkeit statt Dinkelmehl Buchweizenmehl verwenden oder ohne Unverträglichkeit den Dinkelteig zu 50 Prozent mit glutenfreien Getreiden, wie Mais, Reis oder Hirse mischen.

Austausch: laktosefreie Milch und Butter, **F** fruktosefrei, **G** mit Buchweizen, **H** histaminfrei, **V** Wasser oder Pflanzenmilch statt Kuhmilch, Butter weglassen oder Pflanzenfett

Wichtig Diese Brötchen keinesfalls frisch aus dem Ofen essen, da die warme Hefe Blähungen verursacht. 2–3 Tage liegen lassen, dann schneiden. Dinkelfladen sind ohne Hefe gemacht und können gleich nach dem Auskühlen gegessen werden!

② Dinkel-Fladenbrot ohne Hefe

Für 12 Fladenbrötchen à 40 g

500 g Dinkel-Auszugsmehl oder Buchweizenmehl • ½ l kohlensäurereiches Mineralwasser (oder normales Wasser) • Meersalz • Anis, gemahlen • Sesam oder Kümmel

- Das biologisch angebaute Dinkelgetreide frisch und fein gemahlen aussieben oder gekauftes Dinkel-Auszugsmehl bzw. Buchweizenmehl verwenden. Am besten in einer kleinen Küchenmaschine mit Schüssel und Rührwerk alle Zutaten zu einem glatten Teig verrühren.
- Zwei Backbleche mit Backpapier auslegen und darauf mit einem nassen Esslöffel je 6 ca. 40 g schwere Teigstücke verteilen. Lassen Sie genügend Platz auf dem Blech, um die Teighäufchen zu sehr dünnen Fladen auszustreichen. Dazu verwenden Sie ebenfalls den Esslöffel, den Sie immer wieder in lauwarmes Wasser tauchen.
- Beim Backen ist entscheidend, dass Ihr Ofen gut vorgeheizt ist. Beginnen Sie mit 220 °C. Wenn die Fladen nach 15 Minuten eine

schöne Bräunung haben, schalten Sie für die restlichen 5 Minuten zurück auf 180 °C. So vermeiden Sie zu hell gebackene oder aufgrund mangelhafter Bräunung zu lange gebackene Fladen.

- Nach insgesamt 20 Minuten Backzeit lösen Sie die Fladen vom Papier, geben sie auf ein Gitter und lassen sie auskühlen. Sie können diese Brotfladen einzeln gut verpacken und evtl. auf Vorrat einfrieren.
- Zum Auftauen legen Sie die benötigten Fladen auf ein Gitter und geben sie bei 160 °C kurz in den Ofen. Sie können Sie aber auch einfach ½ Stunde in der warmen Küche liegen lassen.

Austausch: **L** laktosefrei, **F** fruktosefrei, **G** mit Buchweizen, **H** histaminfrei, **V** vegan

Tipp Je dünner Sie die Teigstücke ausstreichen, desto knuspriger werden sie. Zum Untermischen und Belegen eignen sich Sesamsamen, und nach der Kur Walnüsse, Kürbiskerne oder grob gehackte Mandeln.

③ Klare Gemüsebrühe oder Basengetränk

Für 2 Liter

2 l kaltes Wasser • 600 g frisches Bio-Wurzelgemüse mit Schale: z. B. Sellerieknolle, Stangensellerie mit Grün, Fenchelknolle, Petersilienwurzel, Karotten, gelbe Rüben, Pastinaken • evtl. 2 TL pflanzliche Streuwürze (hefefrei, ohne Glutamat) • 2 Lorbeerblätter • 8 Pfefferkörner • 1 Bund Liebstöckel

- Das Biogemüse unter fließendem Wasser gut abbürsten, anschließend mit der Schale sehr klein schneiden, die Würfel mit dem Selleriegrün in kaltem Wasser aufstellen. Gewürze zugeben und ca. 30 Minuten leise köcheln lassen.

- Die benötigte Trinkmenge durch ein Haarsieb seihen und als Gemüsebrühe bzw. Basengetränk trinken. Die restliche Brühe mit dem Gemüse auskühlen lassen und im Kühlschrank aufbewahren. Sie sollte zum Aufgießen der Gerichte, als Alternative zu säuerlichen Fleischbrühen weiterverwandt werden.
- Zum Aufwerten einer klaren Gemüsesuppe (mit beliebiger Einlage) würzen Sie nach der Kur mit etwas Meersalz und geben einen TL kalt gepresstes Oliven-, Hanf-, Lein- oder Walnussöl in die fertige Brühe. Evtl. auch 3–5 Tropfen Sojasauce und etwas pflanzliche Streuwürze.

Austausch: **L** laktosefrei, **F** fruktosefrei, **G** glutenfrei, **H** **h**istaminfrei, **V** vegan

Wichtig Sie sollten zum Trinken die Brühe – als Abwechslung zum Kräutertee (zu Mittag) – immer frisch zubereiten! Den Rest zum Aufgießen und Kochen verwenden.

④ Gervais- oder Schafs-Quarkaufstrich

Für 4 Portionen

150 g Magerquark oder Schafsquark • 100 g Gervais oder Hüttenkäse • 6 EL Kuhmilch oder ein alternatives Produkt etwas Meersalz

- Alle Zutaten zu einem glatten Aufstrich verrühren. Streichen Sie eine Portion Aufstrich auf die Kursemmel-Schnitten oder Fladen und vergessen Sie nicht, diese gut einzuspeicheln und durchzukauen. Bewahren Sie den restlichen Aufstrich mit Klarsichtfolie abgedeckt im Kühlschrank auf. Dort hält er 2–3 Tage.
- Alle Brotaufstriche sollten vor dem Servieren noch einmal gut verrührt und falls nötig mit 1 EL Wasser verdünnt werden.

Austausch: **L** laktosefrei, **F** fruktosefrei, **G** glutenfrei, **H** histaminfrei, **V** statt Quark und Gervais (gibt es auch vegan) Tofu, statt Kuhmilch Kokos- oder Pflanzenmilch

Tipp Wenn Sie schnell frösteln: Geben Sie zum Aufstrich ¼ Teelöffel sehr fein gehackten, frischen Ingwer hinzu, und Ihnen wird schnell warm werden!

⑤ Pürierte Gemüse-Basensuppe

Für 4 Portionen

50 g Kartoffeln, mehligkochend • 200 g junges Wurzelwerk, z. B. Karotten, Sellerie und Petersilienwurzel • 1 l Gemüsebrühe • etwas Meersalz • frisch geriebene Muskatnuss • 1 EL Sauerrahm oder Sahne oder Pflanzencreme • 1 TL frische, Gartenkräuter wie Kerbel, Zitronenmelisse oder Kresse

- Wurzelgemüse und Kartoffeln waschen, schälen, in kleine Stücke schneiden, in einen Topf geben und mit der Gemüsebrühe vom Vortag auffüllen. Salzen und in ca. 15 Minuten weich kochen.
- Anschließend alles im Standmixer (oder mit dem Pürierstab) mit abgerührtem Sauerrahm und den frischen Kräutern pürieren. Mit frisch geriebener Muskatnuss abschmecken.
- Anrichten und mit abgezupften Frischkräutern garnieren.

Austausch: **L** laktosefreie Milchprodukte, **F** fruktosefrei, **G** glutenfrei, **H** histaminfrei, **V** vegane Sahne, statt Kuhmilch Kokos oder Pflanzenmilch

⑥ Omega-3-Fischaufstrich

Für 4 Portionen

125 g Forellenfilet, geräuchert, ohne Haut • 125 g Thunfisch, ohne Konservierungsstoffe in Wasser eingelegt, oder Graved-Lachs-Filet • 60 ml Sahne, Crème légère oder ein alternatives veganes Produkt

- Die klein geschnittenen Filets und den Thunfisch oder Lachs mit der Sahne oder Pflanzencreme im Cutter (z. B. Moulinex mit Messeraufsatz) pürieren, bis die Masse cremig wird. Das Würzen erübrigt sich!
- Eine Portion zusammen mit den Kursemmel-Schnitten oder Fladen verzehren und dabei gut einspeicheln. Den Rest zum Aufbewahren zugedeckt kalt stellen.

Austausch: **L** laktosefreie Milchprodukte oder Pflanzenmilch, **F** fruktosefrei, **G** glutenfrei, **H** nur frischer Fisch, **V** statt Kuhmilch Kokos oder Pflanzenmilch, statt Fisch weich gedünstetes Wurzelgemüse mittelfest püriert mit Sesam oder Leinsamen

Tipp Wie bei allen Lebensmitteln ist auch hier die der Fisch in Bio-Qualität sowie das milde Räuchern oder Beizen entscheidend für Geschmack und Verträglichkeit.

⑦ Sellerie-Basensuppe

Für 4 Portionen

250 g frische Sellerieknolle • 1 l Gemüsebrühe (oder Wasser evtl. auch mit 1 TL pflanzlicher Streuwürze) • 1 EL (30 g) Sauerrahm (10 % Fett), Crème fraîche, Sahne (auch vegan erhältlich) oder Kokosmilch • 1 TL frische, fein geschnittene Gartenkräuter, z. B. Petersilie oder Kerbelkraut • feines Meersalz

- Sellerieknolle waschen, schälen und in kleinere Würfel schneiden. Mit Gemüsebrühe (oder Wasser) auffüllen, salzen und in ca. 15 Minuten weich köcheln lassen.
  Salzen und Küchenkräuter zugeben.
- Sauerrahm mit etwas Suppe glatt rühren und im Standmixer (oder mit dem Pürierstab) pürieren. Nicht mehr kochen lassen, da der Sauerrahm sonst ausflockt. Sahne oder Kokosmilch kann so dazugegeben werden.

Austausch: L laktosefreie Milchprodukte oder Pflanzenmilch, **F** fruktosefrei, **G** glutenfrei, **H** histaminfrei, **V** Sauerrahm vegan, Kokos oder Pflanzenmilch

Tipp: Sie können auch etwa zur Hälfte Stangensellerie mit Grün zur Suppe mischen.

⑧ Schinken- oder Putenaufstrich

Für 4 Portionen

250 g gekochter oder mild geräucherter Rinder- oder Putenschinken (vegan Tofu) • 150 ml Sahne oder Crème légère (auch vegan erhältlich) oder Pflanzencreme

- Dickere Haut vom Rinder- oder Putenschinken mit einem Messer entfernen. Das Fleisch in kleinere Stücke schneiden und im Cutter mit Sahne oder Crème légère zu einem glatten feinen Aufstrich pürieren. Würzen erübrigt sich.
- Eine Portion anrichten und mit Kursemmel oder Fladen einspeicheln. Den Rest mit Klarsichtfolie zugedeckt im Kühlschrank aufbewahren.
- Vor der weiteren Verwendung immer gut durchrühren, evtl. mit 1 EL Wasser verdünnen

Austausch: **L** laktosefreie Milchprodukte oder Pflanzenmilch, **F** fruktosefrei, **G** glutenfrei, **H** gekocht statt geräuchert, **V** vegane Aufstriche auswählen

Tipp Sie können auch gekochte oder mild geräucherte Hühnerbrust für diesen Aufstrich verwenden.

⑨ Pürierte Karotten-Basensuppe

Für 4 Portionen

100 g Kartoffeln, mehligkochend • 150 g Karotten • 1 l Gemüsebrühe • 1 EL Sauerrahm oder Sahne (gibt es auch vegan) • etwas Meersalz und geriebene Muskatnus • 1 TL Kerbel oder Petersilie

- Kartoffeln und Möhren waschen, schälen, in kleine Würfel schneiden und in Gemüsebrühe in ca. 15 Minuten weich kochen.
- Etwas Suppe mit Sauerrahm glatt rühren und alles im Standmixer oder mit dem Pürierstab mit Kräutern und Muskatnuss pürieren. Wenn Sie die Suppe dicker halten wollen, nehmen Sie etwas weniger Gemüsebrühe oder behalten von der Karottensuppe beim Mixen einen Teil der Flüssigkeit zurück.
- Anrichten und mit abgezupften Frischkräutern garnieren.

Austausch: **L** laktosefreie Milchprodukte oder Pflanzenmilch, **F** fruktosearm als Austausch Zucchini, **G** glutenfrei, **H** histaminfrei, **V** vegan mit Pflanzencreme

⑩ Sesam-Gemüseaufstrich

Für 4 Portionen

200 g Karotten • 150 g Sellerieknolle • 50 g Sesampaste • 2 EL Sahne (vegan) oder Pflanzencreme • 1–2 EL kalt gepresstes Lein- oder Sesamöl, feines Meersalz

- Das geputzte und geschälte Gemüse in Würfel schneiden und im Kocheinsatz weich dämpfen und abkühlen. Alles zusammen im Cutter mit Sahne, Sesampaste und Lein oder Sesamöl fein pürieren und leicht salzen.

Austausch: **L** laktosefreie Milchprodukte oder Pflanzenmilch, **F** fruktosearm im Austausch gelbe Rüben, **G** glutenfrei, **H** histaminfrei, **V** vegan mit Pflanzencreme

Tipp Achten Sie darauf, dass die Aufstriche generell nicht zu fest und nicht zu weich sind, damit Sie sie gut mit Ihrer Kursemmel-Schnitte oder dem Fladenbrot aufnehmen können.

⑪ Pürierte Fenchel-Basensuppe

Für 4 Portionen

80 g Kartoffeln, mehligkochend • 200 g Fenchelknolle • 1 l Gemüsebrühe • 1 EL Sauerrahm oder Sahne (gibt es auch vegan) • Meersalz • Muskatnuss • 1 EL Fenchelgrün

- Fenchelknolle putzen und halbieren. Den Strunk keilförmig herausschneiden. Fenchelgrün fein schneiden und zur Seite stellen. Fenchel und die geschälten Kartoffeln in grobe Würfel schneiden. Mit Gemüsebrühe oder Wasser aufgießen, salzen und in ca. 15 Min. weich garen.
- Sauerrahm oder Sahne mit etwas Suppe glatt rühren und alles im Standmixer oder mit dem Pürierstab mit ⅔ des Fenchelgrüns pürieren. Mit Meersalz und Muskatnuss abschmecken, anrichten und mit dem restlichen Fenchelgrün garnieren.

Austausch: **L** laktosefreie Milchprodukte oder Pflanzenmilch, **F** fruktosefrei, **G** glutenfrei, **H** histaminfrei **V** vegan mit Pflanzencreme oder Kokosmilch

⑫ Tofu-Mandel-Kräuteraufstrich

Für 4 Portionen

250 g frischer Tofu natur • 1 EL Kräuter oder Basilikum-Pesto • 2 EL püriertes Mandelmus • 100 ml Sahne oder Crème légère (auch vegan erhältlich) • etwas feines Meersalz

- Geben Sie zum Pürieren zerkleinerten Tofu und alle Zutaten in einen Cutter oder zerdrücken Sie den Tofu in einer Schüssel mit der Gabel und vermischen Sie alles mit Kräuter-Pesto, Mandelmus und Sahne zu einem cremigen Aufstrich. Mit Meersalz würzen.

Austausch: **L** evtl. laktosefreie Sahne oder Pflanzenmilch, **F** fruktosearm: Mandeln (4,6 g auf 100 g), **G** glutenfrei, **H** frische Basilikumblätter und frisch pürierte Mandeln, **V** vegan mit Pflanzencreme

Tipp Tofu natur ist fein püriert und gut gewürzt auch während der Kur eine hochwertige Alternative zu allen tierischen Eiweißprodukten. Durch Zugabe von Schafskäse, gehackten Oliven oder Kürbiskernen und kalt gepressten Pflanzenölen entstehen weitere schmackhafte Varianten.

⑬ Pürierte Kartoffel-Basensuppe mit Kümmel

Für 4 Portionen

1 l Gemüsebrühe • 250 g mehligkochende Kartoffeln • ⅛ l Sahne (vegane Sahne) oder Pflanzencreme • 1 TL Kümmel, frisch gemahlen • 1 TL frische Gartenkräuter, z. B. Petersilie oder Kerbel • feines Meersalz

- Kartoffeln waschen, schälen und klein schneiden. Mit Gemüsebrühe in ca. 15 Min. weich kochen.
- Meersalz, Sahne, geschnittene Kräuter und gemahlenem Kümmel zugeben und mit dem Mixstab fein pürieren.
- Mit etwas Kümmel und frischen Kräutern garnieren.

Austausch: **L** laktosefreie Sahne oder Pflanzenmilch, **F** fruktosefrei, **G** glutenfrei, **H** histaminfrei, **V** vegan mit Pflanzencreme

⑭ Schafs-Frischkäse-Aufstrich mit Gemüse

Für 4 Portionen

250 g Schafs- oder Ziegen-Frischkäse (Konsistenz wie Quark) • 2 EL bestes, kalt gepresstes Lein- oder Olivenöl • 100 g sehr klein geschnittenes, weich gedämpftes Wurzelgemüse (Karotten und Sellerie) • etwas Sahne, Crème fraîche oder Pflanzencreme • evtl. etwas feines Meersalz • 1 TL Kerbel, fein geschnitten

- Zerdrücken Sie den halbweichen Frischkäse mit einer Gabel in einer Schüssel.
- Mischen Sie das Öl dazu und – falls notwendig – so viel Sahne oder Crème fraîche, dass ein geschmeidiger, nicht zu dünner Aufstrich entsteht. Das Würzen ist meist gar nicht mehr notwendig, sonst leicht salzen.
- Erkaltete, kleine Gemüsewürfelchen und Kerbel zuletzt untermischen.

Austausch: **L** laktosearm, evtl. laktosefreie Sahne oder Pflanzenmilch, **F** fruktosefrei, **G** glutenfrei, **H** histaminfrei, **V** vegetarischen Aufstrich wählen

Tipp Auch bei Histaminintoleranz eignen sich alle Frischprodukte wie Frischkäse, nicht aber die gelagerten oder gar vergorenen Käsesorten, egal aus welcher Milch. Während sich der Milchzucker (Laktose) bei längerer Lagerung abbaut, vermehrt sich Histamin zusehends.

⑮ Pürierte Kürbis-Basensuppe

Für 4 Portionen

300 g Hokkaido-Kürbis • 1 l Gemüsebrühe • feines Meersalz, etwas frisch geriebene Muskatnuss • 1 EL Kerbelkraut • 4 EL Sahne (vegane Sahne) oder Pflanzencreme • 2 EL Weißwein

- Kürbis waschen halbieren, entkernen, grob schneiden und mit Gemüsebrühe aufgießen, salzen und in etwa 15 Min. weich kochen. Mit geriebener Muskatnuß würzen, Kerbel, Sahne und Wein zugeben und mit dem Pürierstab fein pürieren.
- Mit abgezupftem Kerbelkraut garnieren.

Austausch: **L** evtl. laktosefreie Sahne oder Pflanzenmilch, **F** fruktosearm (1 g F auf 100 g K), **G** glutenfrei, **H** histaminfrei, **V** vegan mit Pflanzencreme

⑯ Tofu-Oliven-Aufstrich mit Schafskäse

Für 4 Portionen

100 g Tofu natur (bei vegan: nur Tofu) • 100 g geriebener Ziegen- oder Schafskäse (Hartkäse) • 50 g entsteinte, grob gehackte grüne Oliven • 2 EL kalt gepresstes Lein- oder Olivenöl • 2 EL Sauerrahm, Sahne (auch vegan zu haben) oder Pflanzencreme

- Tofu würfeln und mit allen Zutaten im Cutter zu einer cremigen Aufstrichmasse pürieren.

Austausch: **L** laktosefreie Sahne oder Pflanzenmilch, **F** fruktosefrei, **G** glutenfrei, **H** nur Frischkäse und keine Oliven (keine Sardellen und Räucherlachs), **V** vegan mit Pflanzencreme

Tipp Sie können zum Tofu auch 50 g Sardellen und 100 g marinierten bzw. geräucherten Wildlachs pürieren.

⑰ Pürierte Basensuppe mit Petersilienwurzeln

Für 4 Portionen

1 l Gemüsebrühe • 200 g Petersilienwurzeln, geschält (oder Pastinaken) • 80 g Kartoffeln, mehligkochend • 2 EL Sauerrahm, Sahne (auch vegan) oder Pflanzencreme • frisch geriebene Muskatnuss • 1 EL Kerbelkraut • Meersalz

- Kartoffeln und Petersilienwurzeln waschen, schälen und in kleinere Würfel schneiden. In den Kochtopf geben, mit Gemüsebrühe oder Wasser auffüllen, salzen und in ca. 15 Min. weich kochen.
  Mit Sauerrahm, Kerbelkraut und Muskatnuss im Standmixer pürieren. Noch einmal abschmecken. Anrichten und mit abgezupftem Kerbelkraut garnieren.
- Sie können diese Basensuppe auch ohne Kartoffeln, dafür mit ca. 300 g Petersilienwurzeln, machen!

Austausch: **L** laktosefreie Sahne oder Pflanzencreme, **F** fruktosearm, **G** glutenfrei, **H** histaminfrei, **V** vegan mit Pflanzencreme

Tipp Sauerrahm darf nicht kochen, da er sonst ausflockt. Geben Sie ihn auch nicht in den Standmixer, bevor Sie ihn nicht mit etwas Suppe glatt gerührt haben. Sahne und Pflanzencreme hingegen wird nicht ausflocken und kann jederzeit dazugegeben werden!

2. Woche

⑱ Zucchini- Auberginen-Gemüse mit Oliven und Schafskäse

Für 2 Portionen

250 g Zucchini • 250 g Aubergine • 1 EL warm gepresstes Olivenöl • 50 g fein geschnittene Oliven (grün und schwarz) • 50 g Schafs-Frischkäse (veganer Käse) • 1 EL geschnittene Oreganoblätter (oder 1 TL Pesto) • feines Meersalz • 2 EL kalt gepresstes Olivenöl

- Die Zucchini waschen, den Strunk wegschneiden und der Länge nach in 5–6 Scheiben schneiden. Die Aubergine putzen und in 6 dickere Scheiben schneiden.
- Die Gemüsescheiben mit Salz und Oregano würzen und nacheinander in einer Pfanne mit Olivenöl auf beiden Seiten ca. 3–4 Minuten langsam anbräunen, Pfanne vom Herd nehmen und die Gemüsescheiben in der Pfanne ca. 3 Min. nachziehen lassen.
- Anrichten und mit Schafskäse, Oliven, Oregano und kalt gepresstem Olivenöl beträufelt servieren.

Austausch: **L** laktosearm (0,5 g auf 100 g) (länger gereifter Käse hat wenig Laktose, aber viel Histamin), **F** fruktosearm ohne Oliven, **G** glutenfrei, **H** Oliven und evtl. Auberginen weglassen, **V** vegan mit Mandel-Kräuter-Pesto

⑲ Überdämpfte Tomatenscheiben mit Mozzarella und Basilikum

Für 2 Portionen

500 g sonnengereifte Fleischtomaten • 100 g Schafsmozzarella oder Büffelmozzarella (veganer Mozzarella) • 1 Bund frisches Basilikum • 1 EL kalt gepresstes Leinöl oder Olivenöl • feines Meersalz

- Bei den Tomaten den Strunk entfernen, auf der runden Seite leicht einritzen bzw. einschneiden und kurz ins kochende Wasser geben. Die Haut abziehen und die Tomaten in dickere Scheiben schneiden.
- Auf 2 Teller verteilen und jeweils dazwischen – dachziegelartig – mit in Scheiben geschnittenem Mozzarella und Basilikumblättchen belegen. Darüber geben Sie das kalt gepresste Lein- oder Olivenöl und etwas Meersalz (Salzmühle).

Austausch: **L** laktosearm (0,5 g auf 100 g) (länger gereifter Käse hat wenig Laktose, aber viel Histamin), **F** fruktosearm (1,3 g F auf 100 g), **G** glutenfrei, **H** Tomaten evtl. durch gebratene Zucchinischeiben ersetzen, **V** mit Mandel- oder Sesampaste oder veganem Mozzarella

⑳ Gemüse-Ratatouille mit Walnussöl

Für 2 Portionen

500 g Gemüse gemischt, z. B. Auberginen, Karotten, gelbe Rüben, Zucchini, Pastinaken, Fenchel, Stangensellerie mit Grün • 1 Bund frisches Basilikum • Meersalz • Muskatnuss • ⅛ l Basensauce ㉕ oder 2 Portionen Tofu-Oliven-Aufstrich mit Schafskäse ⑯ • 250 g frische Champignons • 200 g gut gereifte Tomaten • 1 EL warm gepresstes Olivenöl • 2 EL kalt gepresstes Walnussöl

- Das geputzte, gewaschene Gemüse in kleinere Scheiben schneiden und im Kocheinsatz knackig weich dämpfen. Zucchini und Auberginen erst der Länge nach halbieren oder vierteln und in nicht zu dünne Scheiben schneiden. Champignons halbieren oder vierteln und in einer großen, beschichteten Pfanne mit Olivenöl anbräunen. Dann die Zucchini- und Auberginenscheiben in der Pfanne anbraten und das gedämpfte Gemüse dazumischen.
- Tomaten enthäuten, vierteln und zuletzt unter das Gemüse mischen. Nun alles mit fein geschnittenen Basilikumstreifen, Muskat und Meersalz würzen. Anrichten und das Walnussöl darüberträufeln – fertig! Oder die Basensauce untermischen oder stattdessen den Schafskäse-Oliven-Aufstrich oder Vitaminaufstrich dazu servieren.

Austausch: **L** laktosefrei **F** fruktosearm (1,2 g F auf 100 g), **G** glutenfrei, **H** Tomaten und Champignons evtl. weglassen, dafür mehr anderes Gemüse, **V** veganer Käse-Aufstrich – siehe vegetarische Aufstriche

㉑ Karotten mit gelben Rüben und Rucola

Für 2 Portionen

500 g Wurzelgemüse • 2 EL Rucola oder Kresse, klein geschnitten • evtl. 60 ml Basensauce ㉕ • 2 Portionen Sesam-Gemüseaufstrich ⑩ • 1 EL kalt gepresstes Olivenöl • Meersalz aus der Mühle • Muskatnuss

- Karotten und gelbe Rüben putzen, waschen, schälen und in Scheiben schneiden. Im Kocheinsatz oder im Dämpfer in 5–8 Minuten weich garen oder im Wok mit etwas Gemüsebrühe weich dünsten. Mit Rucola und evtl. Basensauce mischen. Mit Salz und geriebener Muskatnuss würzen. Sesamaufstrich dazugeben.
- Das Gemüse mit 1 EL kalt gepresstem Olivenöl übergießen.

Austausch: **L** laktosefrei **F** fruktosearm (1,2 g Fructose auf 100 g), **G** glutenfrei, **H** histaminarm, **V** vegan

㉒ Fenchelgemüse mit Tomaten

Für 2 Portionen

500 g Fenchelknollen mit Grün • evtl. ⅛ l Basensauce ㉕ • 2 Portionen Schafs-Frischkäse-Aufstrich mit Gemüse ⑭ • 200 g geschälte Tomatenwürfel • 2 EL kalt gepresstes Lein-, Oliven- oder Mandelöl • feines Meersalz

- Das Fenchelgemüse waschen putzen, dabei das Grün grob schneiden und zur Seite stellen. Die Knollen halbieren und im Kocheinsatz oder Dämpfer in ca. 10 Minuten weich garen oder aber mit ca. ¼ l Gemüsebrühe und 2 EL Weißwein im Wok weich dünsten.

- Das Fenchelgrün und evtl. die Basensauce mit dem Gemüseaufstrich untermischen und mit Meersalz würzen. Zuletzt die erwärmten Tomaten und das kalt gepresste Öl darübergeben.

Austausch: **L** laktosearm mit Schafskäse, **F** fruktosearm (Tomaten 1,2 g F auf 100 g), **G** glutenfrei, **H** histaminarm mit Frischkäse. Evtl. ohne Tomaten, **V** vegan mit pflanzl. Aufstrich

㉓ Blattspinat mit Gemüse und Mandelöl

Für 2 Portionen

300 g Gemüse wie Karotten, gelbe Rüben, Petersilienwurzel • 300 g junge Spinatblätter • ¼ l Gemüsebrühe, 10 g Butter • 60 ml Basensauce ㉕ • feines Meersalz, Muskatnuss, frisch gerieben • 1 EL kalt gepresstes Lein-, Nuss- oder Mandelöl • 50 g Schafs-Frischkäse (veganer Käse)

- Das Wurzelgemüse putzen, waschen, schälen und in gleichmäßig große Stifte schneiden. Im Wok mit Butter und Gemüsebrühe in ca. 10 Min. weich dünsten. Restliche Flüssigkeit abgießen und auffangen.
- Die gewaschenen und gut abgetropften Spinatblätter dazugeben, Deckel drauf und etwa 1–2 Min. zusammenfallen lassen. Mit Basensauce und Mandelöl mischen und mit Meersalz und Muskatnuss würzen. Mit Schafskäse bestreuen.

Austausch: **L** laktosearm sind Butter und Schafskäse, **F** fruktosearm ohne Spinat, **G** glutenfrei, **H** besser nur Gemüse, Vorsicht bei Spinat, Tomaten, Auberginen und Avocados, **V** vegan mit pflanzl. Aufstrich und Öl

Tipp Es ist eine große Unsitte, Spinat zu blanchieren, da er dadurch viele wertvolle Inhaltsstoffe verliert. Frischer Spinat kann in weniger als 1 Minute nur mit etwas Butter in der Pfanne zubereitet werden Leicht salzen und etwas Muskatnuss darüberreiben!

㉔ Warmer Gemüsesalat mit Rosmarin

Für 2 Portionen

500 g gemischtes Gemüse, z. B. Karotten, gelbe Rüben, Stangensellerie, Pastinaken • 2 EL Kräuter-Pesto mit Rosmarin oder Frischkräuter • 2 EL kalt gepresstes Olivenöl, Walnussöl oder Leinöl • 1 EL Balsamico-Essig • feines Meersalz

- Das Gemüse putzen, waschen, schälen und in Scheiben schneiden. Im Dämpfer oder Kocheinsatz in ca. 5 Minuten weich dämpfen. Oder im Wok mit etwas Gemüsebrühe weich dünsten. Die Brühe sollte nach dem Garen verdunstet sein.
- Kurz abkühlen lassen und mit dem Kräuter-Pesto, Salz, Öl und Essig warm anmachen. Anrichten und mit Pflanzenöl beträufeln.

Austausch: **L** laktosefrei **F** fruktosearm (ca. 1,3 g Fructose auf 100 g Gemüse), **G** glutenfrei, **H** Frischkräuter statt Pesto, Zitrone statt Essig, **V** vegan

3. Woche

㉕ Basensauce für Gemüse, Fisch, Fleisch

Für 4–6 Portionen zum Vorkochen und Kühlstellen

150 g Kartoffeln • 100 g Fenchelgemüse, oder Sellerie, Pastinaken, Karotten • 20 g Butter (vegane Butter) • 1 Bund Frischkräuter wie: Basilikum, Zitronenthymian, Oregano, Kerbel • 2 EL Sahne, Crème fraîche oder Pflanzencreme • ca. ½–¾ l Wasser oder Gemüsebrühe je nach gewünschter Konsistenz • feines Meersalz • Muskatnuss, gerieben

- Die geschälten Kartoffeln und den geputzten Fenchel mit Grün klein schneiden, Kräuter von den Stielen zupfen.
- Fenchel in einer Kasserolle mit Butter anschwitzen, Kartoffeln zugeben, mit Wasser auffüllen, salzen und weich kochen.
- Alles zusammen mit Kräutern und Sahne im Standmixer oder mit dem Pürierstab pürieren, mit Salz und Muskatnuss gut abschmecken.

Austausch: **L** laktosearme Milchprodukte (Sahne und Butter gehen meist gut), **F** fruktosearm (ca. 1,3 g F auf 100 g Gemüse), **G** glutenfrei, **H** histaminfrei, **V** vegan mit Pflanzencreme

Tipp Diese Gemüsesauce wird bei einigen Rezepten zu Fleisch-, Fisch- und Gemüsegerichten verwendet. Sie können aber stattdessen auch etwas vom gedämpften Gemüse mit wenig Gemüsebrühe zu einer dicklichen Sauce pürieren.

㉖ Seezungen-, Saibling- oder Forellenfilet, gedämpft

Für 2 Portionen

ca. 200 g Seezungen-, Saibling- oder Forellenfilet • 1 TL Zitronensaft • etwas, feines Meersalz • 1 EL frisches Basilikum, Zitronenthymian oder Petersilie • ¼ l Gemüsebrühe

- Blattspinat mit Gemüse ㉓ als Beilage
- Gut gewürzte Gemüsebrühe in ein passendes Kochgeschirr geben. Filets mit Zitronensaft, fein geschnittenem Basilikum, Zitronenthymian oder Petersilie und evtl. etwas Salz würzen. Thymian und Petersilie behalten meist auch beim Dämpfen ihre grüne Farbe, Basilikum wird oft grau!
- Die Filets auf einen Kocheinsatz legen, diesen in das Kochgeschirr mit der Gemüsebrühe stellen und die Filets zugedeckt in etwa 2–3 Minuten im Dampf saftig weich garen.
- Inzwischen das Gemüse mit Blattspinat als Beilage (siehe Rezept ㉓) zubereiten, anrichten und die Filets daraufgeben!

Austausch: **L** laktosefrei, **F** fruktosefrei, **G** glutenfrei, **H** histaminfrei bei Frischfisch, **V** vegan ohne Fisch, alternativ gebratene Tofuscheiben

㉗ Hühnerbrust mit Mangold und Fenchel

Für 2 Portionen

200 g Hühnerbrust • 1 EL Rapsöl warm gepresst • 100 g frischer Mangold • 100 g Fenchel • 100 g gelbe Rüben und Karotten • ⅛ l Gemüsebrühe • ¼ l Basensauce ㉕ • frische Thymianblätter • Meersalz aus der Mühle

- Karotten, Fenchel und gelbe Rüben putzen und in Scheiben schneiden. Mangold putzen und grob schneiden. Hühnerfleisch in, dünne Scheibchen schneiden.
- Das Fleisch im Wok (oder in einer Kasserolle) mit Rapsöl kurz anbraten, salzen und herausnehmen. Karotten, Fenchel und gelbe Rüben hineingeben, auch kurz anbraten und mit etwas Gemüsebrühe auffüllen. Salzen, Mangold und Thymian zugeben und bei zugedecktem Wok in ca. 5–8 Min. fertig dünsten. Dabei evtl. zwischendurch etwas Brühe nachgießen.
- Zuletzt das Hühnerfleisch und die Basensauce untermischen und anrichten.

Austausch: **L** laktosefrei, **F** fruktosearm, **G** glutenfrei, **H** histaminarm (evtl. ohne Mangold) bei Frischfleisch, **V** vegan ohne Fleisch, alternativ gebratene Tofuscheiben.

㉘ Gemüse-Kartoffel-Auflauf

Für 2 Portionen

250 g mehligkochende Kartoffeln • 200 g Karotten und gelbe Rüben • 50 g Rucola • 150 g Crème fraîche (vegan) oder Pflanzencreme • je 1 EL frisch gehackte Petersilie und Minze • feines Meersalz • frisch geriebene Muskatnuss • 100 g geriebener Gouda (auch vegan) • 100 g Mozzarella (auch vegan)

- Kartoffeln waschen und mit Schale im Dampfgarer oder im Kocheinsatz garen.
- Gemüse putzen, in Scheiben schneiden und über Dampf weich garen. Kartoffeln noch heiß pellen, halbieren und in dickere Scheiben schneiden.
- Mit dem Rucola, Gemüse, Crème fraîche, Petersilie, Minze, Gouda und der Hälfte des klein geschnittenen Mozzarellas gut vermischen und mit Salz und Muskat gut abschmecken.
- In eine ausgebutterte Auflaufform geben. Mit restlichem Mozzarella belegen und im vorgeheizten Ofen bei 200 °C in ca. 15 Minuten goldgelb überbacken.

Austausch: **L** lakosefreier Käse und laktosefreier Sauerrahm, **F** fruktosearm, **G** glutenfrei, **H** histaminarm (evtl. ohne Gouda und Mozzarella) mit Frischkäse, **V** veganer Käse und Crème fraîche.

㉙ Lachsschnitte auf Gemüse

Für 2 Portionen

400 g Pastinaken • 2 Lachsschnitten zu je ca. 100 g • Zitronensaft • 1 TL fein geschnittene Petersilie • 100 g kleinblättriger Blattspinat • 10 g Butter • feines Meersalz • frisch geriebene Muskatnuss • evtl. $^1/_{16}$ l (62 ml) Basilikumsauce ㉚

- Pastinaken putzen, der Länge nach halbieren, in Scheiben schneiden und im Kocheinsatz in ca. 5–7 Min. weich dämpfen.
- Lachsschnitte mit Zitronensaft beträufeln, salzen, mit Petersilie bestreuen und im Dampfgarer oder Kocheinsatz ca. 5–8 Min. dämpfen oder in einer beschichteten Pfanne mit 1 EL warm gepresstem Olivenöl bei geringer Hitze beidseitig kurz braten und warm halten.
- Butter in der Lachspfanne zerlaufen lassen und die Spinatblätter hineingeben.
- Mit Salz und Muskat würzen, bei geschlossenem Deckel den Spinat ca. 1 Minute garen. Die gedämpften Pastinakenscheiben und die Basilikumsauce untermischen. Das Gemüse auf 2 warme Teller verteilen und die Lachsschnitten daraufgeben.

Austausch: **L** evtl. laktosefreie Butter, **F** fruktosearm, **G** glutenfrei, **H** histaminarm (evtl. ohne Spinat), **V** vegan mit Tofuscheiben oder Hirselaibchen statt Fisch.

㉚ Basilikumsauce auf Gemüsebasis

Für 4 Portionen für den Vorrat

100 g Fenchelgemüse, Pastinaken oder Petersilienwurzel • 20 g Butter (vegane Butter) • 300 ml Gemüsebrühe • 2 EL Sahne (vegane Sahne) • 1 EL frische Basilikumblätter • feines Meersalz

- Geputzten Fenchel, Pastinaken oder Petersilienwurzel klein schneiden und in einer Kasserolle mit Butter anschwitzen.
- Mit Gemüsebrühe auffüllen, salzen und in ca. 10 Min. weich kochen. Im Standmixer oder mit dem Pürierstab mit Basilikum, Muskat und Sahne pürieren. Was nicht benötigt wird, kann 2–3 Tage im Kühlschrank aufbewahrt werden. Alternativ geht es auch mit einer etwas dickeren Kartoffel-Basensuppe vom Vortag.

Austausch: **L** evtl. laktosefreie Butter (normale Butter und Sahne gehen aber meist), **F** fruktosearm, **G** glutenfrei, **H** histaminarm, **V** vegan

㉛ Polenta mit Gemüse

Für 2 Portionen

1 Tasse (250 ml) Polenta (Maisgrieß) • 2 Tassen (500 ml) Milch (vegan: Pflanzenmilch) oder zur Hälfte mit Wasser • 10 g Butter (vegane Butter) feines Meersalz • 100 g Karotten • 100 Petersilienwurzel • 100 Sellerieknolle • 100 g Zucchini • 1 EL Olivenöl, kalt gepresst • Muskatnuss, frisch gerieben • evtl. 2 EL Sauerrahm, Schafsjoghurt oder Crème fraîche

- Polenta in Butter kurz anschwitzen, salzen und mit Milch und Wasser aufgießen. Aufkochen lassen und bei geringer Hitze ca. 5 Min. zugedeckt köcheln lassen. Kochplatte ausschalten und weitere 5 Min. ausdünsten lassen. Mit einer Fleischgabel auflockern und die noch feuchte Polenta anrichten. Evtl. je einen EL Sauerrahm daraufgeben.

- Karotten, Sellerie und Petersilienwurzel putzen, schälen, der Länge nach halbieren und in ca. ½ cm dicke Scheiben schneiden. Zucchini in Scheiben schneiden. Alles nacheinander im Dampfgarer oder Kocheinsatz über Dampf weich garen. Das Gemüse mit Olivenöl beträufeln und mit Salz und Muskatnuss würzen. Zur Polenta als Beilage anrichten.

Austausch: **L** evtl. laktosefreie Butter und Sauerrahm (normale Butter und Sahne gehen aber meist), **F** fruktosearm, **G** glutenfrei, **H** histaminarm, **V** vegan mit Pflanzencreme, veganer Butter, Joghurt und Sauerrahm

Tipp Polenta gehört wie auch Reis, Hirse, Buchweizen, Quinoa und Amaranth zu den glutenfreien Getreide- und Körnersorten. Während der Kur sind diese Sorten leichter bekömmlich als andere Getreide.

㉜ Hühnerschnitzel mit Kerbelsauce und Gemüse

Für 2 Portionen

2 Hühnerschnitzel zu je 100 g • 10 g Butter (vegan) • Meersalz • ⅛ l heiße Gemüsebouillon • 1 EL Olivenöl, warm gepresst • 3 EL Sahne (vegan) • 1 Bund frisches Kerbelkraut • $^{1}/_{16}$ l (62 ml) Basensauce ㉕

- Schnitzel mit einer Klarsichtfolie belegen und gleichmäßig flachklopfen. Folie entfernen und salzen. Öl in einer beschichteten Pfanne erhitzen und die Schnitzel von beiden Seiten knusprig braun braten.
- Aus der Pfanne heben und im heißen Backofen warm halten.

- Den Bratensatz in der Pfanne mit der heißen Gemüsebouillon und Butter lösen. Sahne, Basensauce und Kerbel unterrühren und kurze Zeit reduzieren (einkochen lassen).
- Nun die Schnitzel anrichten und die Kerbelsauce darübergeben. Dazu passen sämtliche Gemüsegerichte der Kurtage 8–14 (Rezept 18, 20, 21, 23) als Beilage. Genauso aber auch ein Püree aus Gemüse (Trennkost) oder Kartoffeln.

Austausch: **L** evtl. laktosefreie Butter und Sahne (normale Butter und Sahne gehen aber meist), **F** fruktosearm, **G** glutenfrei, **H** histaminarm, **V** vegan mit Pflanzencreme, vegane Butter

㉝ Seeteufelmedaillons mit Gemüsenudeln

Für 2 Portionen

6 Seeteufelmedaillons à ca. 30 g (oder anderen, mageren Fisch) • 1 EL warm gepresstes Olivenöl • ⅛ l Basensauce ㉕ • 1 Zitronenthymianzweig oder Basilikum • je 2 Karotten, gelbe Rüben und Zucchini • Meersalz aus der Mühle

- Karotte und gelbe Rübe putzen, schälen. Zucchini nicht schälen. Das Gemüse mit dem Messer erst der Länge nach in dünne Streifen schneiden, dann quer in dünne Nudelstreifen schneiden. Im Dampfgarer oder Kocheinsatz weich garen und mit der Basensauce mischen und salzen.
- Seeteufelmedaillons mit Salz, Thymian oder Basilikum würzen. In einer beschichteten Pfanne mit Olivenöl auf beiden Seiten in 2–3 Minuten goldgelb braten. Und auf den heißen Gemüsenudeln anrichten.

Austausch: **L** laktosefrei, **F** fruktosearm, **G** glutenfrei, **H** histaminarm, **V** vegan ohne Fisch, dafür mehr Gemüse

Tipp Sie können anstatt Seeteufel genauso gut 2 Saibling- oder Forellenfilets verwenden.

㉞ Mediterraner Auberginenauflauf

Für 2 Portionen

2 EL Olivenöl, warm gepresst • 400 g Auberginen und Zucchini • 250 g geschälte Tomaten, gewürfelt • 50 g gute Oliven • ¼ l Crème fraîche (vegan) oder Pflanzencreme • 1 TL Meersalz • Muskatnuss gemahlen • 1 EL frische Kräuter, gehackt, z. B. Zitronenthymian, Majoran, Oregano • 100 g Schafskäse (veganer Käse), gerieben • 150 g Büffelmozzarella (veganer Käse)

- Die Auberginen und Zucchini putzen, waschen und in ca. 1 cm große Würfel schneiden. In einer Bratpfanne mit dem Olivenöl nacheinander gut anbraten und mit Salz und den Frischkräutern würzen.
- Anschließend den Pfanneninhalt in eine Schüssel geben. Tomatenwürfel, Eier, Oliven und Crème fraîche unterziehen. Mit Frischkräutern, Schafskäse und etwas Muskatnuss gut abschmecken.
- Das Gemisch in eine feuerfeste Ofenform geben, Tomatenscheiben darauflegen und mit dem Mozzarella belegen. Im Ofen bei 180 °C in ca. 20 Minuten backen, fertig ist der Auflauf!

Austausch: **L** laktosefrei, **F** fruktosearm evtl. ohne Tomaten, **G** glutenfrei, **H** histaminarm (Tomaten evtl. weglassen), **V** veganer Käse, Crème fraîche oder veganer Mozzarella

Tipp Gemüse enthält auch Fruktose, im Schnitt sind das 0,5–1,3 g pro 100 g Gemüse (siehe Glukose-Fruktose-Tabellen). Daher kommt es auch hier immer auf die verzehrte Menge an!

Nachkur

㉟ Lamm mit Mangold und Fenchel

Für 2 Portionen

200 g Lammrücken (Huhn oder Pute) • 1 EL Rapsöl warm gepresst • je 150 g frischer Mangold, Fenchel • 100 g Petersilienwurzel • 1 TL frischen Ingwer • feines Meersalz • Muskatnuss • frischer Thymian • ca. ⅛ l Basensauce ㉕

- Ingwer schälen und sehr fein schneiden. Mangold und Fenchel putzen und grob schneiden, die Petersilienwurzel schälen und in feine Scheiben schneiden.
- Das Lammfleisch auch in feine Scheiben schneiden. Mit Rapsöl in der Wokpfanne kurz anbraten und im heißen Backofen warm stellen. Wurzelgemüse, Ingwer, Mangold und Fenchel zugeben und in ca. 8 Minuten bissfest garen. Zuletzt die frischen Thymianblättchen, die Basensauce sowie das warm gestellte Fleisch untermischen und anrichten.

Austausch: **L** laktosefrei, **F** fruktosearm, **G** glutenfrei, **H** histaminarm (evtl. ohne Mangold), **V** vegan ohne Fleisch, evtl. mit gebratenem Tofu oder Couscous

Tipp Lamm trifft zwar nicht jedermanns Geschmack, ist aber ein hervorragendes Fleisch von hohem Nährwert. Natürlich können Sie auch Huhn oder Pute verwenden.

㊱ Couscous mit Gemüse im Wok

Für 2 Portionen

100 g Bio-Couscous oder -Bulgur • 200 g Zucchini • 100 g Tomaten • 100 g Schafs- oder Ziegenkäse (veganer Käse) • ca. ¼ l Gemüsebrühe, feines Meersalz • 1 TL Oreganoblättchen • 1 EL Olivenöl warm gepresst

- Tomaten schälen und klein würfeln. Zucchini putzen, in Scheiben schneiden und in der Wokpfanne mit Olivenöl kurz anbraten, Couscous dazugeben und mit Gemüsebrühe aufgießen. Zugedeckt in ca. 3–4 Minuten weich dünsten. Falls nötig, noch etwas Gemüsebrühe nachgießen. Das Getreide quillt gut auf und ist schnell weich. Schafskäse grob reiben oder fein würfeln.
- Tomatenwürfel und Schafskäse zugeben, salzen, Oreganoblättchen untermischen und etwa 1 Minute nachziehen lassen.

Austausch: **L** laktosefrei, **F** fruktosearm, **G** statt Couscous oder Bulgur Hirse oder Reis, **H** histaminarm ohne Schafskäse und evtl. Tomaten, **V** vegan

㊲ Saiblingsröllchen mit Gemüsesud

Für 2 Portionen

2 Saiblingfilets a 100 g (oder Forelle, oder Lachs) • 2 mittelgroße Möhren • 2 Petersilienwurzeln • ca. ¼ l Gemüsebrühe • 10 g Butter (vegan) • 1 Bund Zitronenthymian

- Möhren und Petersilienwurzeln putzen, schälen, der Länge nach halbieren, in Scheiben schneiden und in einen kleineren Topf geben. Mit Gemüsebrühe auffüllen, Butter zugeben und zugedeckt in etwa 2–3 Minuten weich dünsten.

- Die Filets mit abgezupftem Zitronenthymian würzen, einrollen, mit einem Zahnstocher festmachen und auf das Gemüse legen. Bei mäßiger Hitze und zugedeckt etwa weitere 7 Minuten dämpfen. Darauf achten, dass immer etwas Brühe am Topfboden ist, damit nichts anbrennt.
- Nun das weich gegarte Gemüse auf 2 Tellern anrichten, die Fischröllchen darauflegen und den Zahnstocher abnehmen. Mit Thymianblättchen garnieren. Obenauf passt eventuell auch noch gut etwas heiße Basilikum-Basensauce ㉕.

Austausch: **L** laktosearm (Butter geht meist), **F** fruktosearm, **G** glutenfrei, **H** histaminarm, **V** vegan ohne Fisch

㊳ Dorade mit Rosmarin auf Gemüsebett

Für 2 Portionen

1 Dorade (ca. 250 g) oder Lachsforelle • 2 Tomaten • 1 Fenchelknolle • 2 Zucchini • ca. ⅛ l Gemüsebrühe • 1 EL warm gepresstes Olivenöl • feines Meersalz • frischer Rosmarin

- Die geputzte Dorade innen und außen mit Salz und Rosmarin würzen.
- Die Dorade beidseitig in Olivenöl anbraten und im vorgeheizten Ofen bei 200 °C etwa 15 Minuten backen.
- Gehäutete, entkernte Tomaten in Würfel schneiden, die geputzte Fenchelknolle und Zucchini in Scheiben schneiden und alles in einer Pfanne mit Gemüsebrühe zugedeckt in etwa 5 Minuten weich dünsten und warm halten. Vor dem Anrichten die Tomatenwürfel untermischen und mit Rosmarin und Salz nachwürzen.
- Die fertig gegarte Dorade filetieren (zerlegen) und auf das bunte Gemüsebett legen.

Austausch: **L** laktosefrei, **F** fruktosearm (Tomaten evtl. weglassen), **G** glutenfrei, **H** histaminarm evtl. ohne Tomaten, **V** vegan ohne Fisch

Tipp Um den Fisch gleichmäßiger und etwas kürzer garen zu lassen, ziselieren Sie ihn an der dicksten Stelle, das heißt, Sie schneiden den Fisch beidseitig einige Male quer ein. In den Bauch schieben Sie einen Zweig Rosmarin oder Zitronenthymian.

(39) Reh- oder Hirschmedaillons mit Thymiansauce

Für 2 Portionen

4 Reh- oder Hirschmedaillons zu je ca. 40 g (falls Sie kein Wild mögen, nehmen Sie Hühner- oder Putenfilet) • 1 Bund Thymianblätter • 1 El warm gepresstes Olivenöl • 10 g Butter (vegan) • 1 TL Rapsöl • etwas Meersalz • 40 ml Sahne oder Pflanzencreme • ⅛ l Basensauce (25)

- Reh- oder Hirschmedaillons mit Thymian und Salz würzen. Öl in einer Pfanne erhitzen und die Medaillons von beiden Seiten zartrosa braten. Dabei öfter wenden, ohne sie anzustechen (Saftverlust).
- Die Medaillons herausheben und im vorgeheizten Backofen bei ca. 100 °C warm halten. Da können auch gleich die Teller gewärmt werden.
- Butter, Thymianblätter und Sahne mit dem Bratensaft verrühren. Zum Verlängern der Sauce können Sie 2–4 EL Basensuppe oder -sauce (auch vom Vortag) nehmen.
- Die Medaillons mit der Sauce anrichten. Als Beilage passen sämtliche Gemüse, siehe Rezepte (21), (22), oder (23). Blattspinat mit Wurzelgemüse.

Austausch: **L** laktosearm (Butter und Sahne gehen meist), **F** fruktosearm (Tomaten evtl. weglassen), **G** glutenfrei, **H** histaminarm evtl. ohne Tomaten und Spinat **V** vegan ohne Fleisch

⑩ Nudeln mit Tomaten und Basilikum

Für 2 Portionen

150 g Spaghetti, Rigatoni, Buchweizen- oder Amaranthnudeln • 4 reife Tomaten • 2 EL kalt gepresstes Olivenöl oder Butter (vegane Butter) • 1 Bund Basilikumblätter, Meersalz • 100 g Schafskäse (veganer Käse)

- Die Nudeln in einem großen Topf mit viel Wasser bissfest garen.
- Inzwischen die Tomaten schälen und in Würfel schneiden. In einer großen, beschichteten Pfanne (oder im Wok) mit 1 EL Olivenöl anschwitzen, salzen, und mit grob geschnittenen Basilikumblättern mischen.
- Die frisch gekochten und abgeseihten Nudeln noch heiß mit 1 EL Olivenöl oder Butter gut mischen, auf 2 Teller verteilen, mit dem Tomatenragout belegen und den Schafskäse drüberstreuen.

Austausch: **L** laktosearm (Butter geht meist), **F** fruktosearm (statt Tomaten evtl. Zucchini nehmen), **G** glutenfrei bei Buchweizen und Amaranth), **H** histaminarm evtl. ohne Tomaten, dafür Zucchini, **V** vegan

㊶ Krebs-, Garnelen- oder Scampirisotto

Für 2 Portionen

150 g Risotto-Reis, evtl. geht auch Basmati • 300 ml Gemüsebrühe • 2 Karotten und 2 gelbe Rüben, evtl. ½ Stangensellerie • 1 EL Olivenöl oder Butter • 100 g Flusskrebse, Garnelen oder Scampi, evtl. eingelegt • ca. $^{1}/_{16}$ l Sahne oder Pflanzencreme • 1 Bund frisches Basilikum • Meersalz • einige Safranfäden

- Stangensellerie mit Grün klein schneiden, Karotten und gelbe Rüben putzen, schälen und in Scheiben schneiden. Alles zusammen in der Wokpfanne mit Olivenöl oder Butter kurz anschwitzen. Reis, Meersalz und Safranfäden zugeben, kurz mitbraten und mit Gemüsebrühe auffüllen.
- Alles bei mittlerer Hitze zugedeckt ca. 8 Minuten zugedeckt kochen, Kochplatte ausschalten und zugedeckt weitere 10 Minuten auf der heißen Kochplatte ausdünsten lassen.
- Evtl. mit Sahne und mit geschnittenem Basilikum vermischen.
- Das gegarte Krebsfleisch, die Garnelen oder die ausgelösten, gebratenen Scampi zum Heißwerden daruntermischen, anrichten und mit Basilikumblättern garnieren.

Austausch: **L** laktosearm (Butter und Sahne gehen meist), **F** fruktosearm, **G** glutenfrei, **H** histaminarm, **V** vegan mit Pflanzencreme und Olivenöl ohne Krustentiere

Tipp Für einen guten Risotto können Sie auch etwas Tomatenwürfel und Parmesan obenauf geben. Falls Sie Scampi frisch oder gefrostet verwenden, diese erst auslösen, Darm entfernen und in einer Pfanne mit warm gepresstem Olivenöl 3–4 Minuten anbraten, dann untermischen oder obenauf geben.

㊷ Kalbsrücken, Putenbrust oder Huhn, gebraten

Für 2 Portionen

250 g Kalbsrücken (Karree) oder Putenbrust oder ½ Freilandhuhn • etwas Meersalz fein (aus der Mühle) • 400 g Wurzelgemüse, z. B. Karotten, Sellerie, gelbe Rüben, Petersilienwurzeln • 2 kleine Kartoffeln • 1 Rosmarinzweig, frisch • 1 EL warm gepresstes Rapsöl oder Olivenöl (evtl. Butter) • ¼ l Gemüsebrühe oder Wasser

- Kalbfleisch, Putenbrust oder Huhn waschen und salzen.
- Das Wurzelgemüse und die Kartoffeln putzen, schälen und grob schneiden. In einer Kasserolle verteilen, Rapsöl oder Olivenöl darüberträufeln, Gemüsebrühe zugießen und das Kalbfleisch, die Putenbrust oder das halbe Huhn auf das Gemüse legen.
- Im vorgeheizten Ofen bei 200–220 °C in ca. 20 Minuten knusprig garen. Dabei 1–2 Mal das Gemüse und evtl. das Fleisch wenden und mit dem eigenen Saft übergießen. In den letzten 5 Minuten die Rosmarinzweige über den Braten verteilen.
- Das Fleisch portionieren, das mitgebratene Gemüse und die Kartoffeln mit dem Saft vermischen und auf 2 heiße Teller verteilen.

Austausch: **L** laktosearm (Butter geht meist), **F** fruktosearm, **G** glutenfrei, **H** histaminarm, **V** vegan ohne Fleisch und Butter, dafür mehr Gemüse

㊸ Rucola-Risotto mit Parmesan

Für 2 Portionen

120 g Basmati-Reis • ¼ l Gemüsebrühe • 2 EL Olivenöl warm gepresst oder Butter (vegane Butter) • je 1 Karotte und Pastinake • 1 Bund Rucola oder andere frische Küchenkräuter • $^1/_{16}$ l Sahne (vegan) oder Pflanzencreme • 100 g Parmesan (veganer Käse) • 2 Tomaten • Meersalz

- Gemüse putzen, schälen und in Scheiben schneiden. Tomaten häuten und würfeln. Rucola grob schneiden. Parmesan grob reiben. Gemüse Im Wok oder in der Kasserolle mit dem Reis in Olivenöl anschwitzen, salzen und mit Gemüsebrühe auffüllen. Zugedeckt etwa 7 Minuten leicht kochen, dann die Kochplatte ausschalten und auf der Platte weitere 10 Minuten zugedeckt ausdünsten lassen.

- Mit Sahne, Parmesan, Tomatenwürfeln und Rucola mischen.
- Sie können statt Reis auch Hirse verwenden, es dauert nur doppelt so lange. Mit Couscous oder Bulgur hingegen gelingt der Gemüsetopf schon in 10 Minuten.

Austausch: **L** laktosearm (Butter und Sahne gehen meist), **F** fruktosearm (Karotte, Pastinake und Tomate auf 100 g etwa 1,3 g Fruktose), **G** glutenfrei, **H** histaminarm ohne Tomaten, mit Schafs-Frischkäse, **V** veganer Käse, vegane Sahne und vegane Butter

Tipp Das leicht verdauliche Gemüse kann natürlich ganz beliebig gewählt und geschnitten werden. Karotten, gelbe Rüben, Pastinake, Petersilienwurzel, Stangensellerie und Selleriewurzel sind bei der Kur empfehlenswert. Alle anderen Sorten bitte erst nach der Kur verwenden!

(44) Kartoffelgnocchi

Für 2 Portionen

450 g mehligkochende Kartoffeln • ca. 120 g feines Dinkelmehl • 1 Eigelb • 50 g Dinkel- oder Weizengrieß • Meersalz • Muskatnuss frisch • 1 Bund frischer Majoran oder Oregano • 20 g Butter (vegan) oder Pflanzenmargarine • 150 Schafskäse, frisch (veganer Käse)

- Die Kartoffeln gut waschen, abtrocknen, einzeln in Backpapier oder Alufolie wickeln und im vorgeheizten Ofen bei 200 °C ca. 1 Stunde backen.
- Herausnehmen, das Papier oder die Folie entfernen und Kartoffeln pellen. Die Kartoffeln sollen unbedingt noch gut warm sein, wenn Sie den Teig zubereiten.

- Das Mehl auf eine Arbeitsfläche häufen, in die Mitte eine Mulde drücken, Salz, geschnittenen Majoran und Eidotter hineingeben. Die warmen Kartoffeln durch eine Kartoffelpresse kranzförmig rund um den Mehlrand drücken und alles zu einem glatten Teig verkneten. Dabei mit einer steifen Plastik-Teigkarte von außen nach innen arbeiten. Zuletzt den Teig mit bemehlten Händen durcharbeiten.
- Kartoffelteig zu dünnen Strängen von etwa 2 cm Dicke rollen und gut mit Mehl bestäuben. Davon nun ca. 1 cm lange Stücke abschneiden und wieder mit Mehl bestäuben.
- Die Gnocchi nacheinander in sprudelnd kochendes Salzwasser einlegen und leicht köcheln lassen.
- Sobald die Gnocchi an die Oberfläche steigen, mit einem Schaumlöffel herausheben, gut abtropfen lassen und in einer beschichteten Pfanne mit Butter und dem frischen, geschnittenen Rucola oder Kräutern vorsichtig wälzen, evtl. auch kurz anbraten.
- Anrichten und mit Schafskäse bestreut servieren.

Austausch: **L** laktosearm (Butter geht meist), **F** fruktosearm, **G** glutenfrei mit Buchweizenmehl und Buchweizengrieß, **H** histaminarm mit Schafs-Frischkäse, **V** veganer Käse und Butter, mit Pflanzenmargarine

Tipp Kochen Sie zur Sicherheit erst ein Probegnocchi, bevor Sie den ganzen Teig formen und einkochen. So können Sie, falls erforderlich, noch etwas Mehl hinzufügen. Immer sofort servieren, da sie sonst oft gerne auseinanderfallen!

㊺ Fischsuppe im Wok

Für 2 Portionen

300 g Gemüse, z. B. Stangensellerie mit Grün, gelbe Rüben, Karotten, Fenchel, Pastinaken • 1 Liter klare Gemüsebouillon (Brühe) • 5–6 Safranfäden • je 50 g Lachsforellenfilet, Zanderfilet, Saiblingfilet, frische Shrimps • 1 EL warm gepresstes Olivenöl • 2 Tomaten • 4 EL Weißwein • etwas Meersalz • 2 Lorbeerblatter • 5 Wacholderbeeren • 2 EL fein geschnittenes frisches Basilikum

- Selleriegrün klein schneiden. Wurzelgemüse putzen, schälen und in dünne Scheibchen schneiden.
- Die filetierten Fische in mittelgroße Stücke schneiden.
- Tomaten häuten und grob würfeln.
- Olivenöl in den Wok geben, das Gemüse darin kurz anschwitzen, mit Gemüsebouillon auffüllen, Safran, Salz, Lorbeer und Wacholderbeeren zugeben, salzen und ca.10 Minuten köcheln lassen.
- Jetzt erst die löffelgroßen Fischstücke, Tomatenwürfel, Wein und Shrimps zugeben. Den Topf mit dem Deckel verschließen und alles etwa 2 Minuten durchziehen lassen. Basilikum zugeben und fertig ist die Fischsuppe.

Austausch: **L** laktosefrei, **F** fruktosearm (ca. 1,3 g Fruktose auf 100 g Gemüse), **G** glutenfrei, **H** histaminarm evtl. ohne Tomaten, **V** vegan ohne Fisch und Shrimps mit mehr Gemüse

Tipp Achten Sie darauf, dass die Fische absolut grätenfrei filetiert sind und dass die Stücke nicht zu groß geschnitten werden. Dann können Sie sämtliche Bio-Fische, Schalen- und Krustentiere dazu verwenden.

Literaturverzeichnis

1 Rauch, Dr. med. Erich, u. Peter Mayr, Die neue Milde Ableitungsdiät nach F.X. Mayr: Die Aufbaukur für Ihren Darm, TRIAS-Verlag, Stuttgart 2015

2 Rauch, Dr. med. Erich, u. Peter Mayr, Milde Ableitungsdiät für Beruf und Alltag: Mit der Erfolgsmethode entsäuern, abnehmen und den Darm entlasten, TRIAS-Verlag, Stuttgart 2017

3 Mayr, Peter, F.X. Mayr: Die gesunde Ernährung nach der Kur, TRIAS-Verlag, Stuttgart 2015

4 Rauch, Dr. med. Erich, u. Peter Mayr, Die Kohlenhydrat-Lüge, TRIAS-Verlag, Stuttgart 2011

5 Rauch, Dr. med. Erich, Darmreinigung. Das Original nach Dr. med. F.X. Mayr, TRIAS-Verlag, Stuttgart 2019

6 Rauch, Dr. med. Erich, Die F.X. Mayr-Kur und danach gesünder leben, Trias-Verlag, Stuttgart 2011

7 Stossier, Dr. med. Harald, und Helena Firth Powell, Viva Mayr! Gesund und schlank dank Mayr-Kur: Neues Lebensgefühl und flacher Bauch, Trias-Verlag, Stuttgart 2012

8 Stossier, Dr. med. Harald u. Peter Mayr, Candida-Diät: Über 100 Rezepte. Endlich Schluss mit Darmpilzen, TRIAS-Verlag, Stuttgart 2019

9 Worlitschek, Dr. med. Michael, Säure-Basen-Haushalt, TRIAS-Verlag, Stuttgart 2011

10 Worlitschek, Dr. med. Michael u. Peter Mayr, Richtig einkaufen Säure-Basen-Balance, TRIAS-Verlag, Stuttgart 2019

11 Weitere Titel von Peter Mayr finden Sie im Internet unter: www.petermayr.at

12 Die Internationale Gesellschaft der Mayr-Ärzte hat im Internet ein Forum für Fragen zur Mayr-Therapie: www.fxmayr.com

Sachverzeichnis

A

Abwehrzellen 17, 24
Akupunktur 98
Alkohol 24, 43, 71, 170
Allergien 10, 14, 17, 22, 25, 70, 120
Amalgambelastung 25
Aminosäuren 12, 23
Amylase 17
Anamnese 58
Antibiotikaeinnahme 25
Antikörpersuchtest 69
Antioxidantien 43, 47
Antriebslosigkeit 10, 82
Arteriosklerose 69
Arthrose 14
Augeninnendruck 143

B

Bakterien 16, 18, 20, 24–25
Bandscheibenvorfall 14
Baseninfusion 104
Basenpulver 46, 73, 76–77, 84, 86, 90–91, 94–95, 102–103, 105, 115, 150, 167
Bauchschmerzen 18, 114
Bioresonanz 70
Bittersalz 39, 73, 76, 84, 86, 90, 167
Blähungen 10, 14, 18, 21, 87, 179
Blasenschwäche 13
Bluthochdruck 14
Blutuntersuchung 68
Burn-out-Syndrom 14

C

Candida albicans 25
Candidabelastung 64
Cellulitis 22, 42, 62, 169
Chemikalien 17
Cholesterinspiegel 68
Chymotrypsin 17
Cortisolspiegel 28

D

Darmbakterien 25
Darmgrippe 23, 36
Darmreinigung 30
Depressionen 128
Diabetik, diabetische Stoffwechsellage 14
Dickdarmbakterien 23
Dünndarmschleimhaut 18, 24
Durchblutung 28, 32, 49, 96, 105, 120, 150
Durchfall 23, 26, 39, 73, 76
Dysbiose 25

E

Einlauf 95, 100, 115
Eiweiß 16–17, 20, 23, 78, 171
– Siehe auch Protein
EKG 11
Ekzeme 62
Elastin 61–62
Elektroakupunktur 70
enterisches Nervensystem 26
Enteropathie 22
Entgiftung 22, 34, 38, 40–42, 45, 47, 52, 59, 61, 82, 98, 100, 102, 106, 116–117, 120–121, 123, 136, 139, 145, 149, 154
Entzündungsprozesse 24, 64
Enzyme 16–17, 23
Erkältung 10
Erschöpfung 10, 22, 25, 54, 123, 160

F

F.X. Mayr 12, 29–31, 35–36, 46, 49, 59–60, 63, 65, 79, 217
F.X. Passagesalz 39

Faltenbildung 10, 22, 42, 60–61
Fasteneuphorie 105
Fastenkrisen 76
Fastenkur 30
Fäulnisprozesse 19, 63–64, 66
Fett 16–17, 42, 45, 63, 69, 128
Fettsäuren 17, 42, 69
Fibromyalgie 14
freie Radikale 47
Fruktoseintoleranz 172
Funktionelle Myodiagnostik 25, 47, 69–70, 155
Fuselalkohole 20, 65

G

Galle 17, 26, 49
Gärung 20–21, 24, 28, 64–65
Gärungsprozesse 19, 44, 171
Gase 18, 20, 65, 67
Gastritis 149
Gelenkschmerzen 14, 22
Gicht 14, 68
Gifte 17, 20–21, 40–42, 82, 86, 100, 106, 115, 120
Glutenintoleranz 173
Glutensensitivität 173

H

Harninkontinenz 14–15
Harnsäurespiegel 160
Haut 10, 22, 32, 39–41, 49, 59–62, 66, 78, 95–96, 106–107, 120, 135, 140, 150, 160
Hautalterung 169
Heilungsreaktionen 149
Herpes 149
Heuschnupfen 10, 13–14
Histaminintoleranz 47, 174, 189
Homocystein 68
Hormondepots 143
Hormone 27

I

Immunabwehr 23
Immunsystem 10, 15, 23, 47, 128, 132
Immunzellen 17, 23
Infekte 10, 14, 25
Infusionen 115
Insulin 17, 42, 45
Insulinspiegel 45

K

Kalium 46, 69, 115–116
Kohlehydrate 16–17, 20, 65, 128, 171
Kohlendioxid 49
Kollagen 62
Konzentrationsstörungen 21–22, 42
Kopfschmerzen 13, 40, 54, 82, 95, 102, 115
Krankheitserreger 23
Kreuzschmerzen 11, 14, 65

L

Laktobazillen 24
Laktoseintoleranz 171
Lebensmittelintoleranz 35–36, 62, 64, 69, 77
Lebensmittelunverträglichkeit 10, 14, 25, 70
Leberwickel 91–92, 95, 149
Libido 55, 143
Lipasen 17
Lipoprotein 68
Lippenbläschen 149
Lumina 64
Lymphe 17, 64
Lymphknoten 24

M

Magen-Darm-Störungen 25
Magenschleimhaut 16
Magenschmerzen 14, 149

Magnesium 39, 46, 69, 90, 103, 115
Magnesiumsulfat 76
Maltasen 17
Menstruationsbeschwerden 14, 22
Migräne 11, 14–15
Milde Ableitungsdiät 31, 35, 217
Mineralien 12, 16, 46–48, 69–70, 77, 98, 149–150, 154–155, 169
Müdigkeit 22, 25, 40, 54–55, 82, 89, 91, 95, 115, 123
Mundgeruch 106, 116
Muskelverspannungen 11, 14, 22

N

Nährstoffe 12, 17, 22–23, 63
Nervensystem 27–28, 143
Nervenzellen 26–27
Neurodermitis 14, 62

O

Osteoporose 43

P

Palpation 67
Parasitenbefall 25, 64
Parasympathikus 27–28
Pepsin 16
Perkussion 67
Peyer'sche Plaques 17, 24
Phosphorsäure 43
prämenstruelles Syndrom 14
Proteine 16
Putrescin 20

Q

Quecksilber 25

R

Reizdarm 14, 21, 27
Rheuma 14–15, 22
Rückvergiftung 38, 40, 71, 82, 95, 103–104, 115, 120, 145

S

Salze 39, 46
Salzsäure 16, 23
Sauerstoff 95, 99, 128
Säure-Basen-Balance 35
Säuren 20, 24, 40, 46, 61–62, 79, 98, 107, 115, 120–121, 169
Schlacken 22, 32, 39–40, 52, 62, 79, 91, 96, 107, 120, 135
Schlafstörungen 124
Schmerzmittel 13
Schnupfen 128
Sehschärfe 143
Selbstvergiftung 22
Selen 47
Serotonin 27
Skorbut 48
Sodbrennen 14
Spurenelemente 16, 47, 70, 154–155
Stimmungsschwankungen 82, 116
Stoffwechsel 22, 40, 92, 109
Stress 13, 27–28, 155, 157, 169
Stuhl 21, 31–32, 39, 64, 73, 76, 90, 106, 111, 133, 157, 167
Sympathikus 27

T

Teefasten 35
Toxine 22, 52, 64, 82, 95
Trypsin 17

U

Übelkeit 82
Übergewicht 14, 45
Übersäuerung 42, 46, 59–62, 66, 68, 73, 76, 95, 169–170
Urin 40, 99, 106

V

Vegane Ernährung 174
Verschlackung 22, 32–33, 59–62, 66, 95
Verstopfung 13–14, 21, 100, 115
Vitalstoffe 37, 48, 154–155
Vitamine 12, 16, 18, 47, 69–70, 149, 154–155, 167
Vollblutmineralanalyse 68
Völlegefühl 11, 14, 21

W

Wachstumshormon 45
Wassereinlagerungen 60, 120
Wechseljahresprobleme 14
Weichteilrheumatismus 14

Z

Zellerneuerung 107
Zellstoffwechsel 22
Zink 47, 69, 98
Zotten 17
Zucker 16–17, 65, 170
Zuckermoleküle 16
Zwerchfellhochstand 67
Zyklusunregelmäßigkeiten 116